群体性胃镜筛查的现状及存在问题

日本《胃与肠》编委会　编著

《胃与肠》翻译委员会　译

U0225714

辽宁科学技术出版社
·沈阳·

Authorized translation from the Japanese Journal, entitled
胃と腸 第 53 巻 第 8 号
対策型胃内視鏡検診の現状と問題点
ISSN: 0536-2180
編集：「胃と腸」編集委員会
協力：早期胃癌研究会
Published by Igaku-Shoin LTD., Tokyo Copyright© 2018

Simplified Chinese Characters published by Liaoning Science and Technology Publishing House, Copyright© 2023

©2023 辽宁科学技术出版社
著作权合同登记号：第 06-2017-155 号。

图书在版编目（CIP）数据

群体性胃镜筛查的现状及存在问题 / 日本《胃与肠》编委会编著；《胃与肠》翻译委员会译 . —沈阳：辽宁科学技术出版社，2023.10

ISBN 978-7-5591-3095-2

Ⅰ.①群… Ⅱ.①日… ②胃… Ⅲ.①胃镜检 – 研究 Ⅳ.① R573

中国国家版本馆 CIP 数据核字（2023）第 127805 号

出版发行：辽宁科学技术出版社
　　　　　（地址：沈阳市和平区十一纬路 25 号　邮编：110003）
印　刷　者：辽宁新华印务有限公司
经　销　者：各地新华书店
幅面尺寸：182 mm × 257 mm
印　　张：7
字　　数：200 千字
出版时间：2023 年 10 月第 1 版
印刷时间：2023 年 10 月第 1 次印刷
责任编辑：丁　一
封面设计：马　凌
版式设计：袁　舒
责任校对：夏庆民

书　　号：ISBN 978-7-5591-3095-2
定　　价：98.00 元

编辑电话：024-23284363
E-mail：lkbjlsx@163.com
邮购热线：024-23284502
《胃与肠》官方微信：15640547725

目　录

病例

1 例呈典型表现的食管 B 细胞淋巴肿瘤

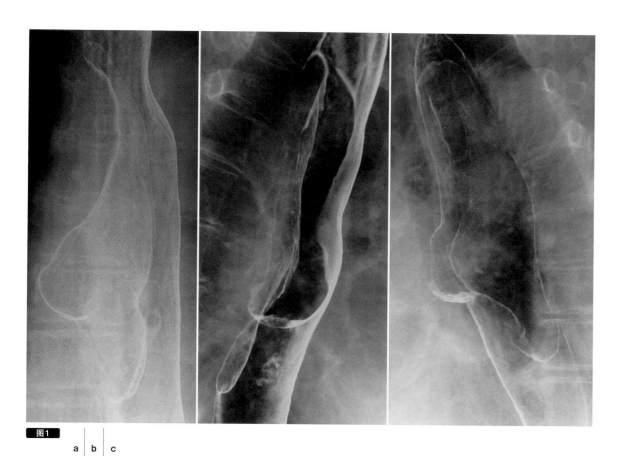

图1

a b c

患　者:70多岁,女性。

主　诉:体检异常。

现病历:200X 年, 体检时上消化道 X 线检查发现食管异常表现, 在附近医院行 EGD (esophagogastroduodenoscopy), 被指出食管病变, 因此介绍到笔者所在科室就诊。

既往史:无异常。

家族史:无异常。

现病状:血压124/62mmHg,脉搏74次,腹部平坦、柔软, 未触摸到肿瘤。未触摸到浅表淋巴结。

血液检查所见　存在轻度肝功障碍。可溶性 IL-2 受体(sIL-2R)值略高, 435U/mL。

向井 伸一[1]　　永田 信二[2]　　鸭田 贤次郎[2]　　朝山 直树[1]　　青山 大辉[1]　　福本 晃[2]　　金子 真弓[3]

[1]广岛市立安佐市民医院消化内科　　[2]同　内镜内科　　[3]同　病理诊断科

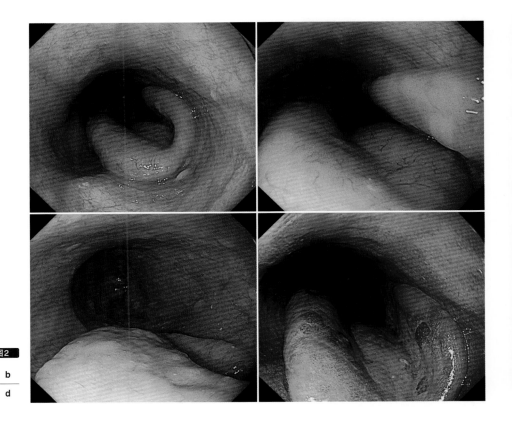

图2

a	b
c	d

食管X线造影所见（图1）　发现了以胸部中部食管和右壁为主基底的，长径约120mm，突起明显，边缘和表面整齐的隆起性病变。在病变内的右壁存在向壁外突出的20mm大小的凹陷。

EGD所见（图2）　在距上切齿23～33cm处从后壁到右壁发现明显突起，表面整齐，隆起性病变。病变中央呈平皿状凹陷，空气变形的柔软肿瘤（图2a～c），中间细的部位碘淡染，其他部位染色正常（图2d）。

NBI（narrow band imaging）并用放大内镜所见（图3）　隆起部和凹陷部存在拉长的粗树枝状血管。

超声内镜所见（图4）　在20MHz细探针下，可观察到食管壁分为7层。在第2～3层发现以低回声区为主混有高回声区的肿瘤，第4层无变化，诊断病变的主体在SM层。在内部发现隔板样高回声区。

PET-CT（positron emission tomography-computed omography）所见　食管肿瘤部位存在SUV max 6.71的聚集。在右颈部食管附近、右锁骨上部、右喉返神经旁淋巴结（所属淋巴结）存在聚集，疑为淋巴结转移。

活检组织检查所见（图5）　可见中型或小型非典型淋巴细胞弥漫性增生（图5a）。除了细胞体透明的atypical centrocyte-like cell增生，还发现少量孤立性大型非典型淋巴细胞的存在。在免疫染色中，呈现弥漫性CD20阳性（图5b）。另外，石蜡切片PCR（polymerase chain reaction）检测结果显示IgH基因重排。

临床过程

活检病理组织检查结果疑为低度B细胞淋巴瘤（low grade B-cell lymphoma），尤其是MALT

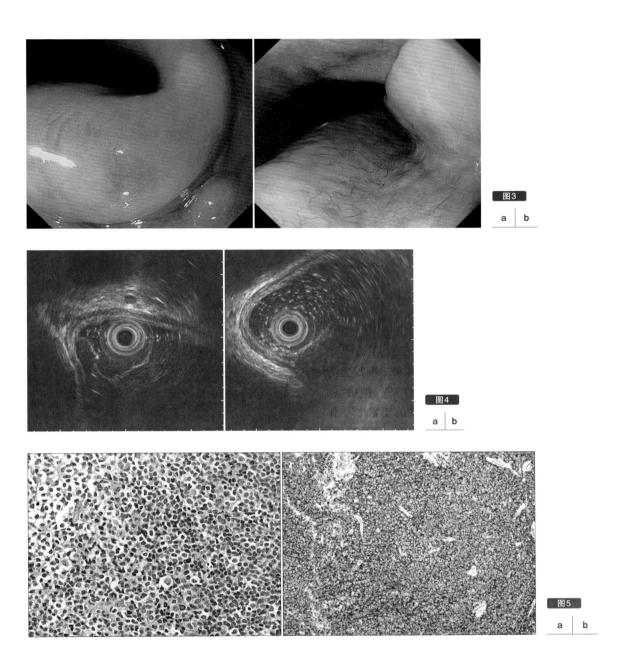

图3
a | b

图4
a | b

图5
a | b

（mucosa associated lymphoid tissue，黏膜相关性淋巴组织）淋巴肿瘤，诊断病期为Ann-Arbor分期Ⅱ期、Lugano 国际会议分期Ⅲ期，预后因子：IPI（International Prognostic index）0（low risk）。病变较大，因考虑到向DLBCL（diffuse large B-cell lymphoma）等发展的可能性，在本院血液内科进行了化疗（R-THP-COP，6个疗程）。化疗结束后通过PET-CT确认肿瘤消失，判定为CE（complete emission，完全缓解）。

在EGD中也是肿瘤消失，发现白而浑浊可透见血管的不良黏膜，在活检中肿瘤同样消失（图6）。

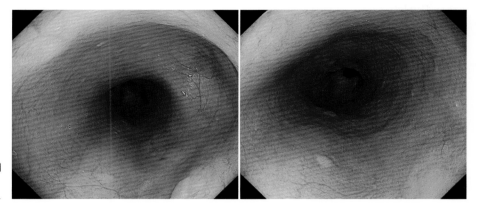

图6

a | b

总结

消化道淋巴瘤发病最多的部位是胃（75%）、小肠（9%）、大肠（9%），但原发于食管的不足1%[1]。肉眼可见到的形态多种多样，可归类为黏膜下肿瘤（submucosal tumor; SMT）型、溃疡型、巨大皱襞型等，但多数具备SMT的要素[2-5]。作为鉴别疾病有呈SMT形态的脂肪瘤、淋巴管瘤、肌源性肿瘤、神经源性肿瘤等，而在我院病例中呈现出形态非常特异的纵长巨大皱襞样SMT，而且从病变柔软度、在EUS中低回声等几点，比较容易诊断为淋巴瘤。除了EGD、X线造影、CT、PET-CT等，为了病理诊断还会进行内镜下活检、EUS-FNA（endoscopic ultrasound-fine needle aspiration）等。治疗方面多采取化疗（R-CHOP等）[2]，但也有实施外科切除[6, 7]、放疗[8]等的报告。

参考文献

[1] Nakamura S, Matsumoto T, Iida M, et al. Primary gastrointestinal lymphoma in Japan：a clinicopathologic analysis of 455 patients with special reference to its time trends. Cancer 97:2462-2473, 2003

[2] 中谷雅美, 藤原靖弘, 永見康明, 他. CHOP-Rが著効した食道原発悪性リンパ腫の1例：本邦報告 38 例についての考案. Gastroenterol Endosc 51:3070-3077, 2009

[3] 岸埜高明, 小山恒男. 食道―悪性リンパ腫.「胃と腸」編集委員会(編). 胃と腸アトラスⅠ 上部消化管. 医学書院, pp 113-114, 2014

[4] 木下雅登, 佐貫毅, 山田恭孝, 他. EUS-FNABで診断した食道MALTリンパ腫の1例. 日消誌 113:63-70, 2016

[5] 若尾聡士, 保坂稔, 山﨑玄蔵, 他. R-CHOP療法にて寛解した食道原発MALTリンパ腫の1例. ENDOSC FORUM digest dis 30:1-7, 2014

[6] 後藤充, 岡本美穂, 村上雅則, 他. 食道原発MALTリンパ腫の1例. 胃と腸 40:380-384, 2005

[7] 小島史好, 榎泰之, 加藤元一, 他. 食道原発Mucosa-associated lymphoid tissue(MALT)lymphomaの1例. 診断病理 25:320-323, 2008

[8] Kishi K, Maeda H, Nakamura Y, et al. Radiotherapy for mucosa-associated lymphoid tissue(MALT)lymphoma of the esophagus：a case report with a diagnostic and therapeutic discussion. Int J Clin Oncol 17:174-180, 2012

（2017年12月度早期胃癌研究会症例)）

序言　对策型胃群体性胃镜筛查的现状及存在问题

胃癌筛查的历史和未来展望

入口 阳介[1]

关键词　胃癌　群体性筛查　X线检查　内镜检查　有效性评价

[1] 东京都癌症检测中心　〒183-0042东京都府中市武藏台2丁目9-2
E-mail : yosuke_iriguchi@tokyo_hmt.jp

胃癌筛查的历史

战后的日本,结核病死亡率迅速下降,经济快速增长。同时,脑血管疾病、心脏疾病及恶性肿瘤的死亡率明显上升(**图1**)[1],因此需要制定国家级癌症对策。按发病部位来看,胃癌的患病率和死亡率都非常高(**图2**)[2],而国家(指日本)希望在可以治愈的早期发现和诊断胃癌,于是先驱们竭尽全力开发和改良X线检测设备和内镜检测设备,最终开创了世界顶尖的胃癌诊断学和治疗方法。

1. 拍摄设备和方法、政策的历史

胃癌筛查是从应用肺结核集体筛查中普及的间接X拍摄开始的,日本最早对居民实施胃癌筛查是1956年,当时,约3000名长野县伊那郡的居民接受了筛查[1]。另外,1950年代入江等[2]、有贺等[3]的开拓性工作起到抛砖引玉的作用,1960年代开始配备了黑川·西山式胃癌筛查大巴用X线检测设备[4],在全国范围内普及了利用筛查专用大巴进行有组织的胃癌X线筛查的检查模式。而且,在拍摄方法方面由白壁、市川等[5]开发出了利用钡的"胃双重造影法",使细微的黏膜变化也能够被检测到,

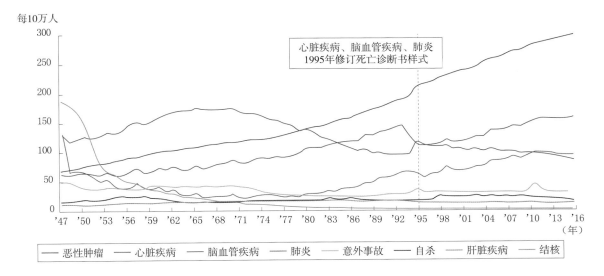

图1 不同主要死因的死亡率变化(每10万人口的死亡人数)。
〔厚生劳动省. 2016年人口动态统计(确定数)概况. 2016〕

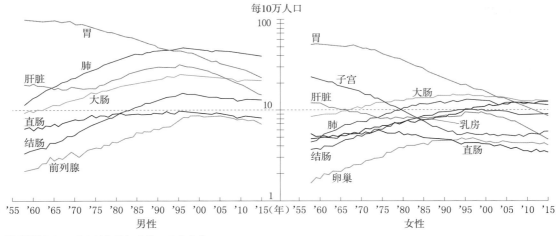

每10万人口

男性

女性

胃　肺　肝脏　大肠　直肠　结肠　前列腺

胃　子宫　大肠　肝脏　肺　乳房　结肠　直肠　卵巢

'55 '60 '65 '70 '75 '80 '85 '90 '95 '00 '05 '10 '15(年)　'55 '60 '65 '70 '75 '80 '85 '90 '95 '00 '05 '10 '15

图2　各部位癌症的年龄标准化死亡率变化（主要部位·对数）

〔国立癌症研究中心癌症对策情报中心. 癌症统计年度变化. https://ganjoho.jp/reg_stat/statistics/stat/ annual.html〕

日本独创的胃X线诊断学得到飞速发展。其后钡及拍摄仪器等的改良仍在继续，胃X线筛查持续了半个多世纪。

政策方面，1967年，厚生劳动省（原厚生省）规定癌症筛查由公费扶持，1982年则将其作为老年人保健法专项事业，因此接受检查人数增加了。但由于1998年从老人保健事业中脱离，而由各地方政府的一般财政负担，检查率出现下降，因此2006年逐制定了癌症对策基本法。现在，每年约有584万人接受胃X线筛查，但随着以大都市为中心普及内镜筛查，出现接受检查人数下降的趋势[6]。

日本内镜研发方面，1950年宇治、杉浦和深海完成了胃内照相机GT-I，田坂、城所、崎田等又做了进一步改良，1963年完成了诊断用纤维内窥镜（fiberscope），第二年完成了可以在直视下进行活检的纤维内窥镜。之后，又开发出了电子内镜，经过多次改良，现在能够得到精度非常高的图像。而且，从胶片发展到存储于文件系统的图像数据，内镜治疗也快速发展[7]。

在胃癌检查中，内镜检查是作为胃X线筛查后的精密检查而开展的，随着内镜仪器设备的普及和内镜检查医数量增多，地方医师学会的个别筛查中更多的运用内镜检查，逐渐代替了X线检查。

因此，关于在群体性筛查中也要通过内镜筛查得到更好有效性的讨论越来越热烈起来。

2. 群体性筛查和机会性筛查

癌症筛查分为"群体性筛查"和"机会性筛查"2种，"群体性筛查"是以减少目标群体死亡率的效果，达到挽救生命为目的，由市区町村等地方政府负责，公费负担费用的筛查，因此必须采用有效的检查方法，提高检查率并采取精确管理。而"机会性筛查"是由就诊者个人承担费用，因此就诊者不仅可以自由选择医疗机构，还可以选择精确度更高的检查方法，这在内镜治疗等低侵入性治疗普及的现在，不仅是挽救生命，还可以期望更早发现疾病。

癌症筛查的有效性评价方面，2006年厚生劳动省研究班公布的《基于有效性评价的胃癌检查指南》中，只承认了X线筛查，而没有承认内镜筛查及风险评价的ABC法及H.pylori（Helicobacter pylori）抗体检查。但2012年4月份，有1个县12个市地方政府首先将内镜筛查引进群体性筛查中，癌症发现率、早期癌发现率等优于X线筛查的结果[8-12]。虽然因内镜检查时要用到局部麻醉剂等药物，存在发生严重偶发症状的概率，因此要慎重使用的意见，但2015年9月厚生劳动省研究班公布

表1 筛查和诊疗的区别

比较	筛查	诊疗
特点	早期发现癌症,同时不会误判健康人有病	正确诊断疾病
接受的人	无症状的健康人	有症状或心里觉得不安的人
检查方法	对身体无伤害、价廉的检查方法	确定疾病原因所必需的检查方法(有时会进行对身体伤害大或价格高的检查)
费用	不在医疗保险范围内	在医疗保险范围内
有病的人	少	多

的《关于癌症筛查的研讨会中间报告》中,也承认了内镜筛查的有效性,并规定检查对象是50岁以上,两年做查一次。现在,内镜筛查范围以政令市及骨干市等为中心快速扩大。

内镜筛查指南

胃镜筛查作为群体性胃癌检查其效果已得到了确认,因此根据厚生劳动科学特别事业项目,日本消化道癌筛查学会编写了《群体性筛查之胃镜筛查指南2015年度版》。在其中,详细记录了实施内镜筛查的系统、诊疗中的内镜检查和群体性筛查的差异(**表1**)、复查(double check)的必要性、精确管理的过程评价等。

筛查中精确管理的重要性

医院作为筛查提供方重要的是要将即安全又精确的筛查提供给所有接受检查的人,但与日常诊疗不同,筛查无法评价是否向所有人都提供了有效的医疗(筛查),这是个漏洞。尤其是群体性筛查的目的是减少对象群体的死亡率,就是所谓的结果评价,如果筛查后没有经过至少5年以上很难对其做出评价。因此,通过癌症发现率及早期癌占率等过程评价指标来进行精确管理。但是,这也要在1个年度的筛查结束后才能评价。通过影像进行筛查时,在精确度方面有图像精确度和读片精确度这2个重要要素。在乳腺癌筛查和X线筛查中,现在不仅在标准的拍摄程序和体位等

方法,在确定读片标准提高精确度方面也在进行着努力。

对于内镜筛查,也在寻求制定在全国任何地方也能够系统地提供安全的精确度高的筛查的体制。胃镜筛查运营委员会也意识到提高全体委员的检查精确度的问题,经常组织培训班及病例研讨会等。

因而,重要的是建立对胃内所有部位无盲区的,可成为可识别目标区域的标准的观察拍摄法。如果确定了观察拍摄法和读片标准,既可以提高一般诊疗中的内镜检查精度,也可以有效应用于日本消化道内镜学会主导的JED(Japan Endoscopy Database Project)和人工智能识别诊断研究。

今后的胃癌检查

近年来,已经明确 *H.pylori* 感染与胃癌的发生密切相关,根据日本年轻人群体的 *H.pylori* 感染率低和 *H.pylori* 未感染者的胃癌患病率极低的事实,需要有一个与以往的 *H.pylori* 高发时期的胃癌检查不同的基于正确的胃癌风险评价的集中检查对象的思路。尤其是,内镜筛查存在检查费用高及医师人力的问题,因此建立囊括检查对象集约及X线筛查的组织体制将是今后的努力方向。

通过本期,希望明确群体性内镜筛查的现状和存在问题,希望为有效实施内镜筛查提供参考。

参考文献

[1] 川島震一. 日本における早期胃癌の研究. 胃癌研究会(編). 日本の胃癌. 金原出版, pp 583-590, 1996

[2] 入江英雄, 門田弘. 集団レントゲン間接撮影による胃癌の早期発見. 医事新報 1513:1589-1591, 1953

[3] 有賀槐三, 本田利男, 高橋淳, 他. 胃集団検診における間接撮影の価値. 臨放 3:521, 1958

[4] 黒川利雄, 西山正治, 長谷川昭衛, 他. 黒川・西山式レ線間接狙撃撮影器について. 診断と治療 44:705, 1956

[5] 白壁彦夫. 胃腸X線検査における二重造影法の利点と弱点. 臨と研 40:768, 1963

[6] 日本消化器がん検診学会全国集計委員会. 平成27年度消化器がん検診全国集計資料集.

[7] 丹羽寛文. 消化管内視鏡の歴史. 日本メディカルセンター, 2010

[8] 細川治, 渡邊透, 佐藤広隆, 他. 内視鏡胃がん検診の現況. Gastroenterol Endosc 54:3551-3559, 2012

[9] 細川治, 新保卓郎, 松田一夫, 他. 任意型内視鏡検診での胃がん死亡率減少効果. 日消がん検診誌 49:401-407, 2011

[10] 萩原廣明, 山下由紀子, 八木茂, 他. 多施設内視鏡胃がん個別検診の現況と問題点. 日消がん検診誌 46:472-81, 2008

[11] 小越和栄, 成澤林太郎, 加藤俊幸, 他. 新潟市住民に対する胃がん内視鏡検診. 日消がん検診誌 47:531-541, 2009

[12] 中村裕一, 増田信生, 北川晋二, 他. 福岡市の胃がん内視鏡個別検診の成績―X線個別検診および集団検診との比較検討. 日消がん検診誌 42:489-497, 2004

专题　群体性胃镜筛查的现状及存在问题

群体性胃镜筛查的现状及任务

细川 治[1]

田村 聪[2]

渡边 透[1]

摘要●包括世界癌症筛查中最早开始的胃癌检查在内,日本的癌症筛查没有达到国际水平。近年来,虽还增加了胃镜筛查,但还没有随机对照研究的证据,因此不能说给出了科学依据。但是,随着 *H.pylori* 感染者进一步减少,可以预想到在不远的将来不需要将胃癌检查当作癌症对策的时代将会到来。现在高龄层中仍存在胃癌高风险群,要在高精确度下实施胃镜筛查。为此必需要提高检查医师内镜检查技能和建立双重验证体制。

关键词　国际标准　减少死亡率效果　科学依据　双重验证

[1] 横浜荣共济医院外科　〒247-8581横浜市荣区桂町132番地
　　E-mail : o-hosokawa@yokohamasakae.jp
[2] 横浜消化内镜医师会

日本的癌症筛查中存在的问题

毫无疑问,日本的胃癌筛查曾有过开拓时期。1956年,日本大学的有贺等在长野县下伊那郡开始了胃癌的群体筛查,这不仅在日本,在世界范围内也是癌症筛查的先驱[1]。之后虽经过了70多年,但对癌症筛查仍不完善的现状不得不深感无奈。癌症筛查的目的不仅是停留在找出目标群体中存在的癌症患者,更是要降低目标群体的癌症死亡率[2]。为了这一目标公共资金流向了这些项目。有

几个报告中提到符合国际标准的癌症筛查降低了国民的癌症死亡率。例如,美国在1980年代后期之后的20年期间,乳腺癌死亡率虽下降了20%~30%,其原因之一可以说是因为目标群体的乳腺癌筛查率超过了50%[3]。

但是,日本实施的癌症筛查中没有一项显示死亡率得到下降,至于胃癌筛查受检率仅为6.3%,在癌症筛查就诊率中最低(**表1**)[4]的。这个由厚生劳动省公布的数据是根据来自保健所及市町村的报告统计得来的,另外厚生劳动省还发布了来自国

表1　地域保健・健康增进事业报告中的按脏器分类的癌症筛查就诊数和就诊率(2016年度)

	胃癌	肺癌	大肠癌	宫颈癌	乳腺癌
就诊者数(人)	1,998,387	4,071,463	4,639,186	3,805,018	2,563,703
就诊率(%)	8.6	7.7	8.8	16.4	18.2

〔引自厚生劳动省2016年度地域保健・健康促进事业报告〕

注:本书中群体性胃镜筛查在日本称为对策型胃镜筛查。

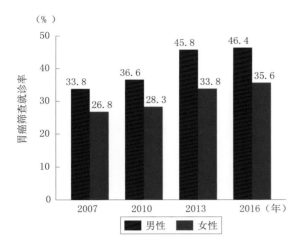

图1 据国民生活基础调查的胃癌筛查受检率变化
〔根据厚生劳动省平成28年国民生活基础调查的概况绘制〕

民生活基础调查的癌症筛查就诊率[5]。从这些资料来看，胃癌筛查就诊率每年在增加，2016年达到男性46.4%、女性35.6%（图1）[5]。为什么会出现这种差异？

前者是加上市町村胃癌筛查就诊者数量的数据，后者是根据对挑选部分家庭进行"您在过去1年中是否接受过胃癌筛查？"的问卷调查得到的数据。完全不同的2个重要数据在没有互相核对的情况下，由同一行政机构一起公布。提起日本的癌症筛查进展时，引用了国民生活基础调查中正好超过半数的数据，但这与实际情况相差甚远。

日本实施的癌症筛查与国际标准筛查的比较结果如表2所示。在国际上癌症筛查是作为国家战略实施的，以减少癌死亡率为坚定不移的目标，因此不能在没有验证效果的情况下持续投入公共资金[6]。而且，筛查也有缺点，因此实施筛查必须要有科学依据，其水平也必须是随机对照研究以上。这样，几乎全面掌握筛查对象，根据受检者名单进行推荐，受检率非常高。以日本这样的没有癌症筛查对象名单，受检率非常低的国家，达不到效果是必然的。

群体性胃癌筛查

在这种我国特有的癌症筛查环境下，2016年2月将胃镜检查引入群体性筛查中。对胃癌筛查的评价工作也是被动的（表3）。1994年近藤诚（原庆应义塾大学医学部放射科讲师）的"癌症筛查百害而无一利"的观点出现在媒体引起了人们的关注。之后，原厚生省对此进行了验证，2001年提交了认为胃癌筛查有效的报告（久道班报告书）。另外，在《基于有效性评价的胃癌筛查指南2005年版》[7]中指出关于胃镜筛查的数据不充分，而在《基于有效性评价的胃癌筛查指南2014年版》[8]中推荐了胃镜筛查作为群体性筛查。

比较胃癌筛查指南的2005年版和2014年版，注意到有几处不同之处（表4）。不仅是编写主体由厚生劳动省换成了国立癌症研究中心，作为科学

表2 日本癌症筛查与国际标准的比较

	日本	国际标准
筛查种类	群体性和机会性同存	只有群体性筛查
实施主体	市町村	国家
目标脏器	发病率高的脏器癌症	已证明筛查有效性的脏器癌症
当前的目标脏器	胃·肺·宫颈·乳腺·大肠	宫颈·乳腺·大肠
有效性确认研究	病例对照研究	随机对照研究以上
掌握受检者	不充分	几乎全部
受检率	低	高

表3 日本的胃癌筛查评价进程

1994年	癌症筛查有百害而无一利(近藤诚《还要接受癌症筛查吗》)
1996年	设置《关于癌症筛查有效性评价的研究班》
2001年	关于癌症筛查有效性的第3次报告书(久道班)
	→推荐每年接受X线胃癌筛查
2006年	《基于有效性评价的胃癌筛查指南2014年版》
	→只推荐了群体性胃X线筛查
2015年	《基于有效性评价的胃癌筛查指南2014年版》
	→也推荐了胃镜筛查

表4 《基于有效性评价的胃癌筛查指南》2005年版和2014年版的比较

	2005年版	2014年版
编写主体	厚生劳动省研究班	国立癌症研究中心
收集文献时间	1985年1月~2005年2月	未说明
文献范围	主要从MEDLINE、CINAHL、医学中央杂志中选取	包括灰皮书
收集随机对照研究论文	无	无
内镜筛查的降低死亡率效果	证据不充分	有相应证据

依据的文献收集时间和收集方法也存在很大差异。2005年版中规定的内容在2014年版中被撤掉,甚至还包括灰皮书。灰皮书是韩国公布的国家癌症筛查结果报告。在胃镜筛查和胃X线筛查的队列内病例对照研究中,内镜筛查得到57%的减少死亡率效果,在40~79岁年龄段1~3年内的减少死亡率效果几乎相同。后藤田[9]也在针对国内的报告书中描述到,将没有经同行评议并发表在专业期刊上的来自韩国的数据作为科学依据采用令人震惊。两份指南的共同之处是随机对照研究论文一篇也没有收录。

与胃癌筛查一样,国际标准中对评价不高的肺癌筛查也变更了对证据的解释[10]。日本肺癌学会指南2003年版中推荐了肺癌筛查,但关于有效性评价的重要的原著论文一篇也没有附上,而在2005年版中将评价改成了"推荐依据并不明确"。2005年版中作为科学依据的随机对照研究受到重视,正是因为认为在病例对照研究的等级方面尚

不充分。在科学依据的等级定为什么级别的问题上,左右摇摆不定。

在胃镜筛查方面,有被当作论文的韩国灰皮书[11],也有中国的病例对照研究报告[12],还罗列了掺杂着我国报告[13]的在东亚地区发表的病例对照研究论文,对于这些相关人员也许很放心。但是,这些3个来源的论文发布时间都晚于2014年版指南修订稿,仍然没有随机对照研究资料。

胃癌筛查能作为癌症筛查对象到何时

必须要记住群体性胃镜筛查并不是在积累了科学数据之后开始的。从国际标准的角度来说,没有随机对照研究结果的内镜筛查并不能成为值得投入公共资金的群体性筛查。在这种思路下,继续参与胃镜筛查的理由是,因为胃癌的发病率和死亡率都在下降,很快将会从筛查的目标脏器

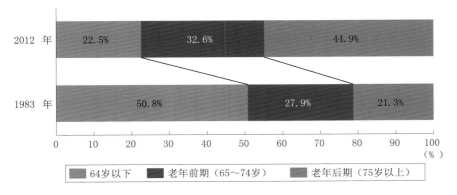

图2 图2 胃癌患者的年龄构成比较(神奈川县癌症登记数据)

图例：64岁以下　老年前期（65～74岁）　老年后期（75岁以上）

中消失。

图2是比较了神奈川县癌症登记中1983年和2012年的胃癌患者年龄构成[14]。1983年64岁以下的胃癌患者有50.8%，而2012年减少到22.5%，年龄层的峰值也上升了，75岁以上的老年人中胃癌患者接近一半，有44.9%。逐渐形成了胃癌老龄人偏多的特性。

镰田等[15]用活检组织病理诊断法研究了H.pylori感染率的变化，发现感染率在逐年下降，1978年是74.7%，1990年代前半期是53.0%，2010年代初期是35.1%，尤其是在年轻人当中感染率下降非常明显。赤松等[16]在2007～2012年期间调查了长野县2,641名高中2年级学生的H.pylori感染者所占比率，结果是4.4%。伊藤等[17]在通过检查所见、内镜所见、组织学所见严格定义H.pylori感染概念后，推断出H.pylori阴性胃癌低于全部胃癌的1%。H.pylori长期感染胃黏膜造成黏膜损伤引发胃癌，而现在已是超高年龄社会，胃癌数量没有减少，但因感染率下降使其发病数量、死亡数量确实减少了。可作为适合开展癌症筛查的癌症的首要条件是发病率、患病率、死亡率高，胃癌可能会失去这个条件。

山本等[18]从流行病学角度论述了胃癌筛查，他认为开展胃部筛查的期限是到2025年。在这之前如果死亡率降低效果好的筛查，是有效的，但在这之后胃癌可能会成为患病率、发病率、死亡率不高的癌症，因此推断胃癌筛查也许不能成为有效的癌症预防对策。即，胃癌消失之期渐渐临近。但是，比较神奈川县癌症登记中的1983年和2012年的各年龄段发病人数，发现54岁以下年龄段的胃癌患者数在减少，但60岁以上年龄段的胃癌患者数却增至3.6倍(图3)。现在超高年龄社会已到来，使胃癌患者数量增加，在胃癌高风险者众多的现阶段，可以说是通过大力推进精确度高的筛查，用我们的努力消灭胃癌，而不是任其自然消亡。这就是为什么在没有经随机对照研究效果验证的科学根据的情况下，我们还在开展胃镜筛查[19]。

成为筛查医师的必要条件

在日本人口最多的市町村横浜市，2014年作为示范项目开始了内镜筛查，经2年的验证后，2016年4月全面实施。在推进内镜筛查的过程中，存在的最大问题无非是提高内镜筛查医生的技术及加强复核体制。将内镜检查作为X线造影检查后的精密检查已有很长的历史，而且有时是发现细微变化后通过活检诊断出癌症的，因此认为是筛选诊断精度高的检查方法。但是，笔者等[20]进行的大规模调查结果显示，即便实施了精度管理，胃内镜检查中也会出现一定的胃癌假阴性，据宫胁等[21]的调查，假阴性发生率接近50%。实际上，我们的内镜筛查示范项目在初期出现了不少令人

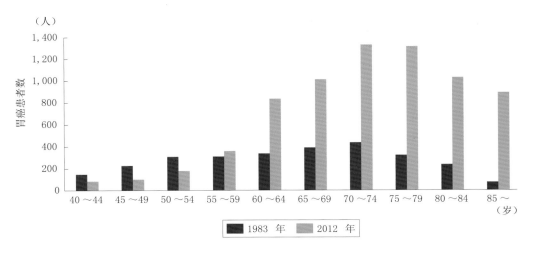

（人）

胃癌患者数

图3 各年龄段的胃癌患者数比较（神奈川县癌症登记数据）

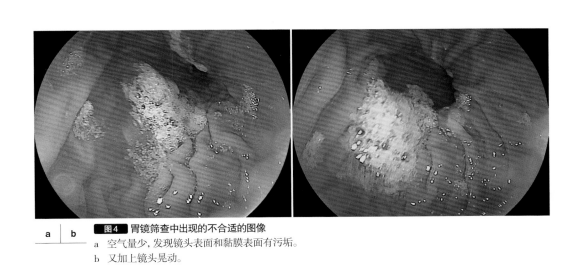

| a | b |

图4 胃镜筛查中出现的不合适的图像
a 空气量少，发现镜头表面和黏膜表面有污垢。
b 又加上镜头晃动。

无所适从的内镜图像（**图4**）。

现在医师参加筛查的必备条件还没有一个统一标准，在很多地区只要申请就可以参与。因为筛查的组织者大多数是市町村医师学会，因此不能拒绝医师学会会员加入。但是在日本消化道癌症筛查学会编写的《群体性筛查之胃镜检查手册》[22] 中却要求检查医师最好是专科医生。在像川崎市那样医生数量很多的地区，专科医生是加入的必要条件之一，但这是特例。也有比较好的

解决方法，就是有些市町村要求医生申报在过去1年的保险医疗过程中实施的内镜检查情况，以此推测其能力。在横浜市，只有专科医生参与的示范项目中也出现过质量相当差的检查图像，因此对未进行预审就让非专科医生参加一事持异议。因此，要求非专科医生必须有在过去的1年当中做过100例保险医疗的上消化道内镜检查经验，向读片委员会提交2件实际筛查内镜图像。93名非专科医生在正式实施前提交了图像，而其中8

表5 横浜市申请参加胃镜筛查的人员中未被批准人数及比例

	申请的医生人数	未批准人数	比例
2016年	60名	2名	3.3%
2017年	33名	6名	18.2%
合计	93名	8名	8.6%

名(8.6%)的图像存在问题，未获批准(**表5**)。

未批准的理由大多是，①图像尺寸太小，多有晃动，②在镜面不干净的情况下拍摄，③空气量少，④缺少贲门正下方的胃体上部小弯J形弯曲图像和胃体下部小弯J形弯曲图像等。另外，学习其他先开展胃镜的地区的做法，在启动胃镜筛查后，①复核评价提交上来的图像，将存在问题反馈给检查医师，②要求检查医师每年参加2次研修会。今后还要通过采取邀请连续提交低质图像的检查医师参加二次读片会，使其了解检查图像的质量要求等方法，推进业务。

建立复核(二次读片)机制

在《群体性筛查之胃镜检查手册》[2]中，为了在一定程度上确保胃镜筛查的精确度，要求必须进行复核(double check)。率先开展胃镜筛查的地区也认为，通过进行复核可以避免观察遗漏、减少不必要的活检[23]。但是，在专科医生少的市町村能否持续进行复核是个很大问题。如在一个市町村不能单独实施时，也可寄希望于几个市町村共同实施，或者寻求更大规模市町村读片委员会协助等方法。

复核的目的是减少假阴性。内镜检查中胃癌的假阴性原因[24]有3个。第1个原因是，因病变范围太小而没能看出来。这种情况除了在下一次筛查中发现之外没有其他办法。第2个原因是，虽然病变在检查图像上已被明确记录下来了，但没有被诊断出来(**图5**)。复核会有效防止这种情况出现。图像上显现出了病变却没有记录在检查结果

单中，且没有进行活检时，指令检查医师再做检查。

第3个原因是，对胃内的观察不充分。预处理不充分、仪器维护不善或仪器型号太落后时可直接向该检查医师通告。然后评价图像的质量。仅胃黏膜表面图像必需达到30帧以上。必须避免出现不全面，即存在未观察到的部位。在胃内有些部位如果不是有意识地转动内镜探头、转弯、憋住呼吸或停止移动内镜，得不到清晰的图像。首先是贲门正下方小弯的J弯曲图像(**图6a**)。其次是胃角或胃体下部小弯的J弯曲图像(**图6b**)，从胃体下部俯视胃角部后壁的图像(**图6c**)，以及从幽门环前部位到接近幽门环的图像(**图6d**)。也要注意到有些检查医师的幽门窦记录图像少，总之是必须要记录如前述的4个部位的图像。提交了4个部位清晰图像的检查医师，其图像大部分是满足完整性的。

也要避免盲目进行活检。胃镜筛查时实施了精密检查意味着进行了活检和复核时收到再检查指示。内镜筛查的胃癌发现率很少会超过1%，大半只有0.5%左右[25]，因此活检率超过10%时胃镜筛查的准确率会非常低，有可能被视为精度低的筛查。应指导检查医师胃底腺息肉、5mm以下的隆起病变、黄色瘤都不需要做活检，做活检时要记录可成为必要依据的图像，描述考虑到什么结果而做的活检等。

结语

日本的癌症筛查被认为是综合性的，缺乏科学依据的。已开始的胃镜筛查也是其中之一，年轻人的 *H.pylori* 感染率低，在今后10年内其胃癌筛查有可能不会纳入癌症对策。现在风险高的高龄者增多，建议采用精度高的方法实施内镜筛查。

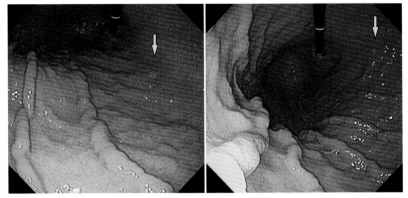

a	b

图5 复核中发现的病变

 a 3帧图像记录了胃体上部小弯处的凹陷病变（黄箭头）。

 b 检查医师没有识别出病变（黄色箭头），无近景图像。

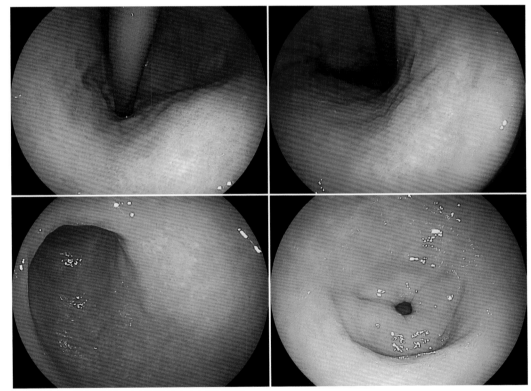

a	b
c	d

图6 横滨市的胃镜筛查中必需的图像

 a 贲门正下方小弯的 J 弯曲图像。

 b 从胃角或胃体下部拍摄的胃体部小弯的 J 弯曲图像。

 c 从胃体下部俯视胃角部后壁的图像。

 d 从幽门环前部靠近幽门环的图像。

参考文献

[1] 草野健. 50年の足跡. 日消がん検診誌　49:813-828, 2011

[2] 森本忠興. 日本の乳癌検診の歴史と課題. 日乳癌検診会誌 18:211-231, 2009

[3] Howe HL, Wingo PA, Thun MJ, et al. Annual report to the nation on the status of cancer(1973 through 1998), featuring cancers with recent increasing trends. J Natl Cancer Inst　93:824-842, 2001

[4] 厚生労働省. 平成28年度地域保健・健康増進事業報告の概況. http://www.mhlw.go.jp/toukei/saikin/hw/c-hoken/16/dl/gaikyo.pdf(2018年4月23日アクセス)

[5] 厚生労働省. 平成28年国民生活基礎調査の概況. 2017 http://www.mhlw.go.jp/toukei/saikin/hw/k-tyosa/k-tyosa16/index.html(2018年4月23日アクセス)

[6] 祖父江友孝. わが国のがん検診の現状と展望—諸外国の動向との比較. 公衆衛生　78:337-341, 2014

[7] がん検診の適切な方法とその評価法の確立に関する研究班(主任研究者　祖父江友孝). 有効性評価に基づく胃がん検診ガイドライン. 平成17年度厚生労働省がん研究助成金, 2005

[8] 国立がん研究センターがん予防・検診研究センター. 有効性評価に基づく胃がん検診ガイドライン2014年度版. 2015

[9] 後藤田卓志. 胃がん検診の終わりの始まり. Gastro-Health Now　36:1-2, 2015

[10] 佐川元保, 薄田勝男, 本野望, 他. 日本肺癌学会編纂の肺癌診療ガイドラインにおける肺がん検診の推奨度に関する2010年版改訂. 肺癌　52:938-942, 2012

[11] Jun JK, Choi KS, Lee HY, et al. Effectiveness of the Korean national cancer screening program in reducing gastric cancer mortality. Gastroenterology　152:1319-1328, 2017

[12] Chen Q, Yu L, Hao CQ, et al. Effectiveness of endoscopic gastric cancer screening in a rural area of Linzhou, China:results from a case—control study. Cancer Med　5:2615-2622, 2016

[13] Hamashima C, Shabana M, Okada K, et al. Mortality reduction from gastric cancer by endoscopic and radiographic screening. Cancer Sci　106:1744-1749, 2015

[14] 神奈川県保健福祉局保健医療部. 神奈川県悪性新生物登録事業年報. p 84, 2017

[15] 鎌田智有, 春間賢, 井上和彦, 他. 本邦における40年間のH. pylori感染率および組織学的胃炎の推移. 日ヘリコバクター会誌　17:6-9, 2016

[16] 赤松泰次, 岡村卓磨, 奥平貞英, 他. ヘリコバクター・ピロリ感染症の学校検診への導入—高校生を対象としたヘリコバクター・ピロリ検診と除菌. 日ヘリコバクター会誌　16:11-16, 2014

[17] 伊藤公訓, 松尾泰治, 保田智之, 他. Helicobacter pylori陰性胃癌の定義と判定. 胃と腸　49:835-839, 2014

[18] 山本精一郎, 溝田友里. 胃癌検診はいつまで必要か—疫学的な立場から. 胃と腸　50:1001-1006, 2015

[19] 細川治, 渡邊透, 佐藤広隆, 他. 対策型検診と任意型検診における胃X線, 内視鏡, 血清学的検査の位置づけと問題点. 胃と腸

50:991-994, 2015

[20] Hosokawa O, Tsuda S, Kidani E, et al. Diagnosis of gastric cancer up to three years after negative upper gastrointestinal endoscopy. Endoscopy　30:669-674, 1998

[21] 宮脇哲丸, 野瀬道宏. 経鼻内視鏡スクリーニングの実態と問題点. 胃と腸　47:904-916, 2012

[22] 日本消化器がん検診学会対策型検診のための胃内視鏡検診マニュアル作成委員会(編). 対策型検診のための胃内視鏡検診マニュアル. 南江堂, 2017

[23] 大野健次, 高畠一郎, 桐山正人, 他. 陽性反応適中度と癌発見率からみた胃内視鏡多施設検診における至適生検率についての検討. 日消がん検診誌　49:613-617, 2011

[24] Hosokawa O, Kaizaki Y, Nakaya T, et al. Retrospective study of endoscopic findings:250 cases of gastric cancer. Dig Endosc 12:136-140, 2000

[25] 荻原廣明, 山下由紀子, 八木茂, 他. 多施設内視鏡胃がん個別検診の現況と問題点. 日消がん検診誌　46:472-481, 2008

Summary

Current Situation and Issues in Population−based Endoscopic Screening for Gastric Cancer

Osamu Hosokawa[1], Satoshi Tamura[2],
Toru Watanabe[1]

In Japan, gastric cancer screening was initiated as a pioneer of all cancer screenings. However, Japanese cancer screenings are not at par with the international standards, which includes a recently added population−based endoscopic screening method for gastric cancer. The scientific basis of this new screening method was not proven through randomized controlled studies. Gastric cancer screening is expected to become unnecessary as a measure against cancer in the near future because of the gradual decrease in the number of people infected with Helicobacter pylori. Currently, the elderly constitute a high−risk group of gastric cancer, necessitating that in this population, the population−based endoscopic screening must be performed with high accuracy. It is therefore highly recommended that the endoscope skills of the examiners be improved and that a double check system be established for confirmatory screening.

[1] Department of Surgery, Yokohama Sakae Kyosai Hospital, Yokohama, Japan

[2] Yokohama Gastrointestinal Endoscopy Society, Yokohama, Japan

群体性胃镜筛查的精度管理和安全对策

涉谷 大助[1]

加藤 胜章

千叶 隆士

岛田 刚延

摘要●胃镜筛查的精度管理中重要的一环是由专科医生进行内镜图像的复核。这样可以降低假阴性率,活检率(精查率)也会下降。内镜筛查中的重要偶发症状是镇静药造成的呼吸抑制和活检造成的出血。避免不必要的活检不仅关系到降低精查率,还关系到减少偶发症状。对于发生频率高的偶发症状,要求各机构应制订相关指南,发生严重偶发症状时必须向自治体及胃镜筛查运营委员会(暂称)汇报。内镜仪器的清洗消毒必须遵照E. H. Spaulding分类,用自动清洗消毒机及超声波清洗机等充分洗净和冲洗,用高水平消毒剂进行消毒灭菌,干燥并在其后采取适当的卫生管理。

| 关键词 | 胃镜筛查　精度管理　清洗消毒　偶发症状 |

[1] 宫城县癌症协会癌症筛查中心
〒980-0011仙台市青叶区上杉5丁目7-30
E-mail : dshibu@miyagi-taigan.or.jp

前言

胃镜筛查为什么必须采取精度管理? 即便精度管理是必要的,但确实需要对影像进行复核吗? 复核确实有效吗? 引进胃镜筛查时,复核的实施成为了阻碍,因此讨论其适用性是有意义的事情。本文阐述胃镜筛查精度管理的必要性及其实际运用、安全对策。

为什么需要精度管理

如果要以群体性筛查的形式实施癌症筛查,需具备8个条件:①是发病率、死亡率高的癌症;②适合筛查的检查法;③早期发现后早期治疗有效;④筛查方法安全而无危险性;⑤筛查精度高;⑥对筛查目的的实现有效;⑦费用低廉;⑧总体上优点多于缺点[1]。其中,条件①、③、⑤、⑥简单明了,很好理解,而是否满足条件②、④、⑦可能会存在不同意见。

有些人会有"做筛查比不做好"这种错误想法,这是因为不清楚筛查和诊疗的区别而产生的误解。以无症状者为对象实施筛查(检查),在一定程度上肯定会发生不利状况。不仅是假阴性和假阳性,还会存在过度诊断、并发症等不利状况。一方面,受益的人再多也只占就诊者的0.3%~0.65%(胃癌发现率)[2, 3]。超过99%的就诊者只有损失而没获利。在做癌症筛查确实会发生不利状况的事实面前,如果还说"不知道是否有利"那就

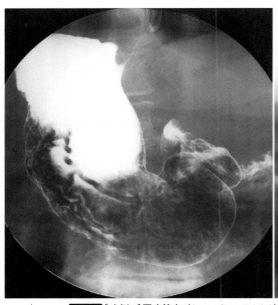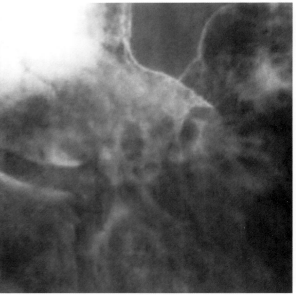

图1 ［病例1］胃癌筛查时（200X年12月上旬）的X线造影图像
a 在胃体下部前壁发现伴有褶皱集中的凹陷形病变。
b 同一部位的放大图像。

毫无道理。鉴于此，以正常健康人为对象的癌症筛查，必须要进行正确的（减少死亡率效果已被证明的）筛查，但这还不够，必须要正确地（通过精度管理做到有利最大化、不利最小化）实施。这样，实施群体性癌症筛查所必需的最重要条件"整体上优点超过缺点"[1]就能够得到保障。即使正确地实施，如果优点不超过缺点，即使减少死亡率效果得到了确认也不能开展群体性筛查。

复核是必需的吗？

经常会听到就算精度管理是必需的，而复核不一定是必需的这种意见，但通过进行复核确实减少了内镜筛查中的漏诊和不必要的活检[2, 3]。减少不必要的活检还与减少并发症有关。猪股等[4]通过研究地方癌症登记信息中的假阴性率，比较了实行包括复核在内的严格的精度管理的地区和没有实行的地区，结果两者的假阴性率存在明显差异，因此认为除了内镜医生应该具备专业能力，有无包括复核在内的精度管理机制也非常重要。

另外，在以已知浸润深度的假阴性病例为对象的研究中，不进行复核的地区1年内的假阴性胃癌中有27%（10 /37）是进行性胃癌[4]。

下面是内镜检查中出现漏诊的病例。

［病例1］ 患者为60多岁女性。200X年度接受宫城县癌症协会的胃癌筛查，在间接胃X线造影检查中查出胃体下部前壁有0~Ⅱc型病变，通知其加急做精密检查。但由于女儿在外地分娩，本人正在外地。该协会收到该患者的回复，说她在外县某医院做了内镜检查，结果无异常。但由于是高度怀疑为胃癌的病例，对其X线造影图像进行了再次读片，诊断为未分化型0~Ⅱc型（图1）。再次与患者本人取得联系，要求其必须到当地的专科医院接受内镜检查。之后，200（X+1）年4月中旬在宫城县内X医院做了内镜检查（图2）。结果，在胃体下部前壁发现了UL1 0~Ⅱc型，后经活检诊断为印戒细胞癌。行幽门旁胃切除术，最终的诊断是0~Ⅱc，10mm×10mm, sig, pT2（SS）, N0, Ly2, V0（图3）。

就这样，实际上有些病例是X线造影检查就

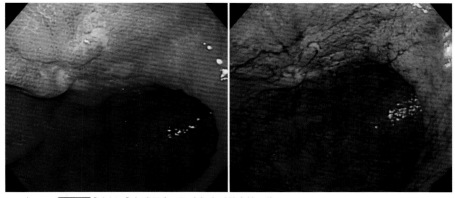

<table>
<tr><td>a</td><td>b</td></tr>
</table>

图2 [病例1]宫城县内X医院复查时的内镜图像

a 在胃体下部前壁发现褶皱集中和白苔，伴有凹陷内部隆起的0~Ⅱc型病变。

b 靛蓝染色图像。

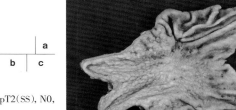

<table>
<tr><td></td><td>a</td></tr>
<tr><td>b</td><td>c</td></tr>
</table>

图3 [病例1]

a 切除标本图像。0~Ⅱc, 10mm×10mm, sig, pT2(SS), N0, Ly2, V0。

b 病理组织图像。印戒细胞癌。

c 病理组织图像。印戒细胞癌浸润固有肌层。

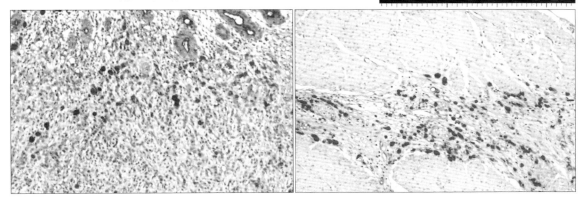

能够做出诊断，但有些内镜检查医师却通过内镜检查也无法诊断出来，有时连进行性癌也会漏掉。

胃镜筛查运营委员会（暂称）的作用

胃镜筛查运营委员会（暂称）[5]是统管精度管理在内的胃镜筛查的所有运营业务的最重要的组

表1 胃镜筛查运营委员会(暂称)的作用
1. 检查医师资格认定
2. 精度管理:召开研讨会、制作数据库、收集偶发症状数据、依靠读片委员会复核内镜图片并反馈结果等
3. 指导可否使用镇静镇痛药及清洗消毒法
4. 其他所有运营业务

表2 读片委员会的作用
1. 专科医生＊的内镜图片复核检查
2. 制作胃镜筛查结果最终报告
3. 需重新检查时制作重新检查委托书
4. 判定活检的妥当性(为保持适当的精查率＊＊)
5. 图片点验

＊:日本消化道癌筛查学会认定医师、日本消化道内镜学会专科医生及其他胃镜筛查运营委员会(暂称)认可的医师。
＊＊:活检病例数+再检查病例数／总检查病例数。

表3 消化道内镜的感染控制原则
1. 根据 Standard Precaution(标准预防措施),每次检查都要对探头及附件进行适当的再生处理。
2. 不仅插入体内的探头和处置工具,整个内镜检查室的抗感染措施也很重要。
3. 消毒灭菌前要充分清洗。
4. 检查医师、助手等要穿戴适当的个人防护用具(手套、口罩、护目镜、大褂等)。

〔转载自赤松泰次等;日本消化道内镜学会. 消化道内镜感染控制的多学会实践指南. Gastroenterol Endosc 56:89–107, 2014, 部分修改〕

织。暂称是因为已存在胃癌筛查精度管理委员会等具备相同职能的组织机构时,可以使用原有名称。胃镜筛查运营委员会(暂称)的运营由实施主体(市区町村)负责,由医师学会、筛查机构的代表及专科医生组成。胃镜筛查运营委员会(暂称)全面负责检查医师的资格认定、精度管理(召开研讨会、制作数据库、收集偶发症状数据、复核及结果的反馈等)、可否使用镇静镇痛药、清洗消毒法指导等,涵盖内镜筛查的所有业务(表1)。

读片委员会的作用

读片委员会是胃镜筛查运营委员会(暂称)的下设组织,由专科医生组成。内镜检查医师通过电子存储介质等向读片委员会提交内镜图片,经复核、活检的充分性评估、图片点验,收到最终结果(包括复查指示)和图片点验(评价)反馈意见。图片评价非常低的检查医师也有可能接受个别指导及处罚,读片委员会担负着精度管理核心的职责(表2)。

内镜检查的感染控制原则

参考日本消化道内镜学会的《消化道内镜感染控制的多学会实践指南》[6],总结了内镜检查感染控制原则如表3。即,①所有人的体液及血液都存在潜在的感染性,因此有必要根据 Standard Precaution(标准预防措施),每次检查都要对探头及附件进行适当的再生处理。再生处理的等级采用 E. H. Spaulding 的分类。②不仅插入体内的探头和处置工具,整个内镜检查室的抗感染措施也很重要。③消毒灭菌方面,异物(血液·体液·有机物)等的残留会降低消毒灭菌效果,因此消毒灭菌前要充分清洗。④为医疗从业者的健康管理考虑,检查医师、助手、清洗负责人穿戴适当的个人防护用具(手套、口罩、护目镜、大褂等)也很重要。

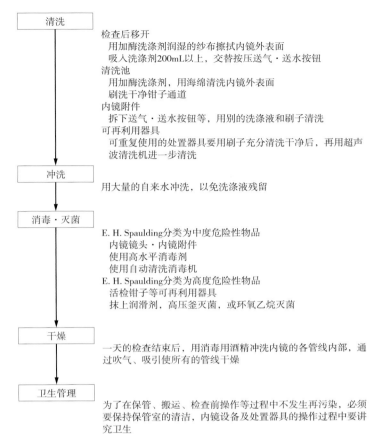

```
┌──────────┐
│   清洗   │  检查后移开
└──────────┘    用加酶洗涤剂润湿的纱布擦拭内镜外表面
     │          吸入洗涤剂200mL以上，交替按压送气·送水按钮
     │        清洗池
     │          用加酶洗涤剂，用海绵清洗内镜外表面
     │          刷洗干净钳子通道
     │        内镜附件
     │          拆下送气·送水按钮等，用别的洗涤液和刷子清洗
     │        可再利用器具
     │          可重复使用的处置器具要用刷子充分清洗干净后，再用超声
     ▼          波清洗机进一步清洗
┌──────────┐
│   冲洗   │  用大量的自来水冲洗，以免洗涤液残留
└──────────┘
     │
     ▼
┌──────────┐
│ 消毒·灭菌 │  E. H. Spaulding分类为中度危险性物品
└──────────┘    内镜镜头·内镜附件
     │          使用高水平消毒剂
     │          使用自动清洗消毒机
     │        E. H. Spaulding分类为高度危险性物品
     │          活检钳子等可再利用器具
     ▼          抹上润滑剂，高压釜灭菌，或环氧乙烷灭菌
┌──────────┐
│   干燥   │  一天的检查结束后，用消毒用酒精冲洗内镜的各管线内部，通
└──────────┘    过吹气、吸引使所有的管线干燥
     │
     ▼
┌──────────┐
│ 卫生管理 │  为了在保管、搬运、检查前操作等过程中不发生再污染，必须
└──────────┘    要保持保管室的清洁，内镜设备及处置器具的操作过程中要讲
                究卫生
```

图4 清洗消毒的实际操作

〔转载自赤松泰次等；日本消化道内镜学会. 消化道内镜感染控制的多学会实践指南. Gastroenterol Endosc 56;89–107, 2014, 部分修改〕

清洗消毒的实际操作

内镜机器等的清洗消毒应以日本消化道癌筛查学会的《群体性筛查之胃镜筛查手册》[5]及日本消化道内镜学会的《消化道内镜感染控制的多学会实践指南》[6]为准（图4）。

1. 清洗

前面已讲过了消毒前充分清洗的重要性，首先是，检查结束后从系统中移开内镜，用加酶洗涤剂润湿的纱布擦拭内镜外表面。其次是，吸入洗涤液200mL以上，交替按压送气·送水按钮。之后将内镜移至洗涤处，用加酶洗涤剂，用海绵等清洗内镜外表面。刷洗干净钳子通道等。拆下送气·送水按钮等内镜附件，用别的洗涤液和刷子清洗。可重复使用的处置器具要用刷子充分清洗干净后，再用超声波清洗机进一步清洗。

2. 冲洗

残留的洗涤液对人体有害，因此冲洗很重要。用自来水冲洗。将内镜外表面放到流水下冲洗，管道内部必须要使用通道清洗工具，用大量自来水进一步充分冲洗。即便使用自动洗涤消毒机，也不能省略这些用手洗涤、冲洗的过程。

3. 消毒灭菌

下面是消毒灭菌环节。斯伯尔丁分类法（E. H. Spaulding分类）中，内镜镜头及内镜附件属于接触

表4　预处理相关的偶发症状（日本消化道内镜学会）

	偶发症状数量	死亡数
镇静镇痛药	219	4
肠管清洗液	105	3
咽部麻醉	39	0
镇痉药	31	0
鼻腔麻醉	29	0
抗血栓药停药	26	1
原因不明	18	1
其他局部麻醉	5	0
合计	472	9

〔转载自古田隆久等. 消化道内镜偶发症状第6次全国调查报告——2008年至2012年的5年时期. Gastroenterol Endosc 58: 1446–1491, 2016, 部分修改〕

黏膜或有损伤皮肤的器具，被分类为中度危险性物品。因此，要用高水平消毒剂，并使用自动清洗消毒机。活检钳子等可再利用的处置器具属于插入无菌组织和血管内的器具，被分类为高度危险性物品（critical items）。因此要用超声波检查清洗机清洗后，可移动部件抹上润滑剂，再用高压釜进行灭菌。不耐热的处置器具要用环氧乙烷（ethylene oxide；EO）气体等进行灭菌[6]。

4. 干燥

干燥也很重要。一天的检查结束后，用消毒用酒精冲洗内镜的各管线内部，通过吹气、吸引使所有的管线干燥。通过最后的干燥操作，不仅可以降低微生物残留的危险，还可以减少来自水的微生物的再污染危险性[6]。

5. 卫生管理

消毒灭菌后，卫生管理很重要。如果随意取放造成再污染，就算特意进行了充分的消毒灭菌也毫无意义。为了在保管、搬运、检查前操作等过程中不发生再污染，必须要保持保管室的清洁，内镜设备及处置器具的操作过程中要讲究卫生。

功能水的使用

在《消化道内镜感染控制的多学会实践指

南》[6]中指出，关于包括强酸电解水在内的功能水对内镜设备的杀菌效果的稳定性及对抗酸杆菌的有效性等，还没有充分可靠的科学数据证明，但使用功能水的内镜清洗消毒机作为医疗仪器在很久之前就已经获准上市，并且迄今为止也没有关于使用这些仪器进行消化道内镜消毒存在大问题的来自临床一线的报告。以正常健康人为对象的胃镜筛查应优先考虑安全问题，因此不能推荐用功能水代替高水平消毒剂，但在各机构需承担的责任方面，《群体性筛查之胃镜检查手册》[5]中也没有否定通过适当的方法使用功能水的作法。在胃镜筛查运营委员会（暂称）中最好能确定是否可以使用功能水。

偶发症状的实际情况

偶发症状是在医疗的检查和治疗过程中偶尔出现的不适症状，有轻微的症状，甚至也有可导致死亡的严重症状。与胃X线造影检查相比，胃内镜检查导致偶发症状的可能性更大[5]，但胃内镜检查的迟发性偶发症状非常少，而胃X线造影检查的肠穿孔等偶发症状有不少是迟发性的，因此必须要注意到胃X线造影检查的偶发症状发生率被过小评估的事实。

日本消化道内镜学会的最新偶发症状问卷调查结果显示，预处理造成的死亡病例共有9例，其中镇静镇痛药造成的4例（44%），肠管清洗液造成的3例（33%），抗血栓药停药造成的和原因不明的各1例（11%）[5, 7]（表4）。

2010~2013年度日本消化道癌筛查学会进行的胃镜筛查偶发症状调查中，检查总数为1 065 856例，偶发症状数量808例[5]。频率最高的偶发症状是经鼻内镜检查造成的鼻腔黏膜擦伤，在已知性别的病例中占90%（643 / 716人）。几乎所有鼻出血病例都是轻微出血，可以直接回家[5]。只有10例是需要住院的偶发症状，最多的是活检部位出血5例，其次是黏膜破裂出血4例，镇痉药造成的过敏休克1例（表5）。

胃镜筛查应将安全性放在首位，应该通过死

表5 需要住院的偶发症状（日本消化道癌筛查学会）	
	病例数
活检部位出血	5
黏膜破裂出血	4
过敏性休克	1
合计	10

〔转载自日本消化道癌筛查学会《群体性筛查之胃镜筛查手册》编写委员会（编）.《群体性筛查之胃镜筛查手册》. 南江堂, p 14, 2017, 部分修改〕

表6 偶发症状对策

1. 签知情同意书
2. 问诊时要考虑到偶发症状
3. 原则上不使用镇静镇痛药
4. 编写偶发症状应对手册
5. 常备抢救推车、检查、训练
6. 上报偶发症状

亡病例、住院病例来进行研究，并且为了应对偶发症状，也应该控制使用引发呼吸抑制的镇静药及进行过度的活检。

偶发症状对策

偶发症状对策包括：①必须要患者或家属签知情同意书，内容要写清有可能发生的偶发症状。②问诊时考虑偶发症状很重要，要了解既往史、检查史、服用药物（尤其是抗血栓药）、有无过敏反应、牙科治疗麻醉时的情况等。③原则上不使用镇静镇痛药。④对于鼻出血及活检后出血等发生频率较高的偶发症状，各机构需编写检查应对处置手册[5]。而且，检查医师要熟练掌握内镜止血术，并且备好相关材料等。⑤备好氧气、阀门口罩（bag valve mask；BVM）、成套气管插管、心电监视仪、除颤仪（automated external defibrillator；AED）等急救设备。而且，将抢救推车停放在近处，并常备输液、强心剂等必要的医疗用品。定期检查抢救推车，并进行紧急处置训练[5]。⑥有必要推荐到其他医院或住院的偶发症状，应向筛查实施主办单位市区町村及胃镜筛查运营委员会（暂称）报告（**表6**）。

结语

本文谈论了胃镜筛查的精度管理和安全对策。检查医师资格、复核、仪器的清洗消毒、偶发症状的详细内容请参考现有书籍[5]，但有可能难以与本地的实际情况紧密结合。胃镜筛查运营委员会（暂称）有很大决定权[5]，因此应在最大限度上尊重手册精神的基础上，根据本地的实际情况开展内镜筛查。

参考文献

[1] 久道茂. がん検診の条件. がん検診判断学. 東北大学出版会, pp 4-5, 2009
[2] 大野健次, 高畠一郎, 西村元一, 他. 多施設間内視鏡検診における金沢市方式(3次レフリー読影)の検討—ダブルチェックの精度管理について. 日消がん検診誌 52:715-721, 2014
[3] 原田直彦, 平川克哉, 北川晋二. 福岡市胃がん内視鏡個別検診の現状. 日消がん検診誌 53:801-809, 2015
[4] 猪股芳文, 加藤勝章, 島田剛延, 他. 偽陰性率から見た内視鏡検査の精度管理の問題点および対策についての検討. 日消がん検診誌 47:542-551, 2009
[5] 日本消化器がん検診学会 対策型検診のための胃内視鏡検診マニュアル作成委員会(編). 対策型検診のための胃内視鏡検診マニュアル. 南江堂, 2017
[6] 赤松泰次, 石原立, 佐藤公, 他；日本消化器内視鏡学会. 消化器内視鏡の感染制御に関するマルチソサエティ実践ガイド. Gastroenterol Endosc 56:89-107, 2014
[7] 古田隆久, 加藤元嗣, 伊藤透, 他. 消化器内視鏡関連の偶発症に関する第6回全国調査報告—2008年より2012年までの5年間. Gastroenterol Endosc 58:1446-1491, 2016

Summary

Quality Control and Risk Management for Population–based Endoscopic Gastric Cancer Screening

Daisuke Shibuya[1], Katsuaki Kato,
Takashi Chiba, Takenobu Shimada

Quality control in endoscopic gastric cancer screening warrants the peer review of endoscopic images by a specialist because it reduces the biopsy rate (recall rate) and false–negatives. Endoscopic screening is accompanied with significant risks, including respiratory depression secondary to sedatives and biopsy–related bleeding. The avoidance of unnecessary biopsies reduces the recall rate and the procedure–related risks (harms). Thus, each facility should be equipped with manuals delineating the common procedure–related risks. Any occurrence of complications should be reported to the responsible municipality and/or the endoscopic gastric cancer screening board. The classification proposed by E. H. Spaulding necessitates cleaning and disinfecting endoscopic equipment with sufficient washing and rinsing using automatic washing, disinfecting, ultrasonic cleaning equipment, besides disinfection and sterilization using high–grade, potent disinfectants, adequate drying, and appropriate hygiene control.

[1] Cancer Detection Center of Miyagi Cancer Society, Sendai, Japan

专题　　群体性胃镜筛查的现状及存在问题

浜松市医师学会
群体性胃镜筛查现状

幸田 隆彦[1, 2]

古田 隆久[1]

吉川 裕之

中野 几太

矶部 智明

大久保 忠俊

北川 哲司

松桥 亨

早田 谦一

白井 直人

木村 昌之

马渕 友良

野口 泰之

摘要●浜松市医师学会自2011年度开始引进胃镜筛查以来,一直以建立重点筛查幽门螺旋杆菌感染胃炎(现症感染·既往感染)阳性者的体制为目标。为此,必须要让本地的所有人了解胃炎诊断并实现标准化,而且有必要证明呈阳性者是胃癌高风险人群。首先,笔者等将内镜中发现的胃炎定义为EAG(endoscopic atrophic gastritis,内镜下萎缩性胃炎),其诊断在做内镜检查时和共同读片(两个医生一起读片)时进行,并统计一致率。根据每个机构的一致率来确定诊断标准化没有进展的机构,并通过让这些机构参加共同读片等,使其得到改善。结果,2016年度全部机构的诊断一致率达到了90.9%,比开始初期增加了10%左右。这样已明确了EAG阳性组的癌发现率显著高于阴性组,而且即便是EAG阴性但在除菌病例中发现了癌症。因此,将"EAG阳性"和"问诊中有除菌治疗史"视为风险因素,从2017年度起开始了风险集约型筛查。

关键词　　群体性胃镜筛查　幽门螺旋杆菌感染胃炎
　　　　　　风险集约型筛查　精度管理　共同读片

[1] 一般社团法人浜松市医师学会胃癌筛查委员会
　　〒430–0935浜松市中区伝马町311–2
[2] 幸田诊所　〒430–0825浜松市南区下江町448　E–mail : koucli1202@gmail.com

前言

浜松市从2011年度开始在群体性胃癌筛查中引进内镜检查,已经过去了7年时间,也没有发生令人担心的严重偶发症状。看起来很顺利,但回想起引进时的情形,当时存在各种令人担心的事情。对按惯例继续采用同样筛查方法持怀疑的意见,对地方的筛查处理能力和所谓精度管理的运营方面的不安等。作为解决这些意见和不安的

开端,笔者等通过从内镜所见中查出H.pylori (Helicobacter pylori)感染相关胃炎(现症感染、既往感染),将阶段性地向风险集约型筛查过渡定为目标。内镜筛查就是迈向这一目标的举措,但面临了共同读片的停滞及彻底告知胃炎诊断等种种问题。但是,每一次都提出了解决方案,几经周折形成了现在的模式。有一部分没有按照《群体性筛查之胃镜筛查手册》[1]进行,如检查间隔及检查对象等,但在精度管理方面都保持了重视共同读片

的基本态度。

共同读片现在既是胃镜筛查的重要部分(核心),也是引进胃镜筛查的最大阻碍。进行共同读片必须要有相应数量的专科医生,有不少地方是因专科医生数量不足而在慎重考虑引进事宜。实际上静冈县内有23市12町共计35个自治体,但正在引进胃镜筛查的屈指可数,也有些地方因专科医生不足而还没有纳入议事日程。

现尚未引进的地区今后如想引进,必须构建与该地区医疗资源(实力)相符的运营方法。其关键是就诊对象密度和地区横向协作。我们中的有些人提出构建与周边地区形成一体化的筛查运营体制的设想,希望针对这些问题的一些举措对今后胃镜筛查的引进和运营有所参考价值。

引进内镜筛查时的群体性
胃癌筛查状况

浜松市的群体性胃X线筛查原来是以个别筛查为主的,就诊者到附近的开业医或筛查专门机构接受检查。但"开业医远离胃X线行动"快速蔓延,结果市内的4~5家机构承担着80%~90%的检查量,处于慢性饱和状态,因此工作量长期维持在极限水平。在这种情况下引进内镜筛查可以说是提高就诊率的王牌。

只是,地方的内镜筛查处理能力肯定有限,因此很多人提出应该在引进时同时采用ABC风险筛查法,以期对 H.pylori 感染者实施有效筛查的意见。虽然向地方自治体提出了并用ABC风险筛查法的建议,但没有被采纳,最后变成了在以往的群体性胃X线筛查中增加内镜选项的形式。

在准备阶段,至少是为了有效发现癌症,所以考虑从内镜所见中挑选出认为患有 H.pylori 感染相关胃炎的人群,证明该群体的胃癌发现率高,就可以阶段性地过渡到风险集约型筛查。挑选 H.pylori 感染相关的胃炎时,参考八木等[2]的 RAC(regular arrangement of collecting venules,集合小静脉)诊断等,并将能够确认存在如表1所示的胃炎所见的病症定义为内镜下萎缩性胃炎

表1 内镜下萎缩性胃炎(EAG)所见(2011~2016年度)

胃小弯	RAC不清晰、消失
	霜斑样改变
	血管纹透见
胃大弯	多发点状发红
	皱襞肥厚
	黏液附着
	皱襞消失
其他	鸡皮样胃炎
除菌后*	地图状、斑状发红*

RAC:regular arrangement of collecting venules.
*:2015年度开始引进。

(endoscopic atrophic gastritis；EAG),在做筛查时和共同读片时对其进行判定。

筛查的基本要点

1. 对象

2011年度引进时,与浜松市协商后决定,与之前进行的群体性胃X线筛查的条件统一起来,检查对象定为35岁以上,就诊间隔定为每年一次。这些规定现在也仍在继续执行。浜松市的人口约80万人,其中可成为就诊对象的有国民健康保险投保人、高龄老人(74~84岁)、生活保障金受益人,这些人数量约为25万人,60岁以上的人估计约占8成。就诊对象可以在4月到第二年3月中旬的几乎1年时间内来接受检查。

2. 实施机构

没有给实施机构特别设置加入的必要条件,从一开始就采取了"举手制"。但是,由于运营要依靠后面要讲的远程筛查数字化管理系统来实施,因此将图像的数字化作为必要条件之一。2011年度开始引进时是74个机构,之后加上调整了加入条件的机构和新开业的机构,现在增加到了91个。

3. 筛查流程

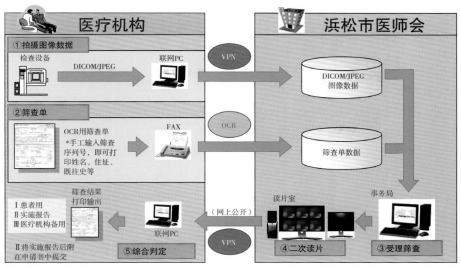

图1 远程筛查数字化管理系统概要

VPN：virtual private network, OCR：optical character recognition.

将一次医疗机构的图像、就诊者信息、一次判读结果送到本医师学会，以这些为基础，由2名以上医师对所有的病例进行共同读片。共同读片在本医师学会胃癌检查委员会的监管下进行。经共同读片后，一次医疗机构着重参考其结果进行综合判定（最终判定）。

依靠远程筛查数字化
管理系统的运营

2011年度起本医师学会搭建了服务器，统一管理筛查图像和就诊者信息（**图1**）。通过这些数据，在专用软件上进行共同读片到综合判定的操作，实现了不用文件和纸张的办公。该系统不仅用于胃镜筛查，也可用于肺癌结核筛查及乳腺癌筛查。运营流程如下图所示。

①网络环境下在一次医疗机构与医师学会服务器之间开通VPN（virtual private network）线路，传送图像。

②用FAX发送经一次判定的筛查单，再通过optical character recognition（OCR）读取。

③根据分配给每一个就诊者的筛查序列号将图像和筛查单的信息储存在服务器内。

④在进行共同读片时，通过专用软件提取储存的资料，添加共同读片结果。

⑤共同读片结束后，一次医疗机构再次通过VPN线路进行存取操作，参考共同读片的结果做出综合判定，最后打印出筛查结果。

这种系统并不是必需的，但使用它可以顺利开展筛查的运营管理。引进远程筛查数字化管理系统的优点可总结如下。

- 在医师会与一次医疗机构之间，不用传递图像和就诊单等物品
- 一次医疗机构不需要花费胶片费用，及其显影所需的费用和时间
- 共同读片时完全不用记录在专用纸上，缩短了读片时间
- 统一管理使浏览过去的图像更加方便，因此可以进行更加详细的共同读片
- 筛查结果以数据库的形式储存积累，因此能够进行快速正确的分析

尤其是浜松市，在有些山区等，从机构到本医师学会距离长达1小时车程，这些地区引进该系统的优点非常大。而且，虽然现在还没有完成，

但如果向自治体的申请业务能够在该系统中开展，可以简化各方面的业务。

一方面，在引进时担心如何筹措初期启动经费、包括安保在内的服务器维护管理费用、更新费用等各种费用。尤其是，包括更新升级费用在内的维护费用是通过收取使用费等来维持的，因此如果没有形成一定的规模很难引进。本来，引进这种系统对于交通不方便的地方来说应该有很大好处的，但一家的就诊者数量估计达不到城区的程度。因此如果各地区能够横向共享服务器，规模会增大，引进门槛会降低。

实际上，浜松市周边的自治体由于专科医生不足等原因，引进内镜筛查的进程缓慢。如能提出与这些地区共享本医师学会的远程筛查数字化管理系统，专科医生根据合同进行共同读片的相辅相成的内镜筛查运营方案，引进内镜筛查的步伐可能会更大一些。

精度管理

1. 标准拍摄

为了定义共同读片时必需的照片数量，实施要领中规定了要拍24张。其中食管3张、胃20张、十二指肠球部1张。这是在光量充足的条件下的要求，经鼻内镜等光量不充足及存在病变时需适当增加拍照数量。拍片程序由各机构自行决定，要求图片尽可能保持连续性，拍摄部位选择共同读片时容易辨认的部位。针对拍摄的照片制订了如**表2**所示的评价标准，共同读片时实施该评价。

2. 共同读片

共同读片是与精度管理有关的重要环节，但承担这一工作的专科医生数量有限，因此也成为顺利运营内镜筛查的最大阻碍。希望增加每次读片的病例数，但内镜检查中每个病例的图像数量平均是40张左右，比胃X线造影检查多很多，其读片需要花费相应的时间。本医师学会为了将读片时间控制在90分以内，将每次读片的病例数限制在70例。在这种受时间限制的情况下，就诊者

表2	内镜检查图像评价标准
拍摄部位	无一遗漏地拍摄食管、胃、十二指肠
空气量	皱襞一定程度上得到伸展，能够辨别有无皱襞肥大
胃炎	能够辨别有无RAC、弥漫性发红
萎缩	能够辨别萎缩属于开放型（open-type）还是闭合型（closed-type）

RAC：regular arrangement of collecting venules.

数量却逐年增加，为了应对需求的增加，我们自己进行了反复推敲。下面介绍调整过程。

1）针对共同读片医生不足的应对措施

首先远程筛查数字化管理系统的内镜筛查共同读片用终端有2台。周一～周五每周5天，每天分白天和晚上能进行2次读片，所以1周最多可以完成20帧的读片。刚开始的时候，由医师学会会员中的47名专科医生担任共同读片医生，同时也承担胃X线筛查的共同读片。读片医生提前一个月申报可以读片的日期时间，2名医生搭配进行共同读片，但由于每个读片医生的可读片日期都太少，无法搭配的情况也很多，实施读片的次数比想象的要少。结果，虽然就诊者人数只有8 400名左右，但繁忙的时候出结果的时间会延后，从一次医疗机构送过来到共同读片结束需要4～6周时间。第2年在增加读片医生读片时间的基础上通过压缩读片日提高了匹配率，因此没有发生如第1年那样的时间延后，但还不能很好地应付更多数量。所以，2013年度以后对共同读片系统进行了如下调整。

①允许共同读片担当医生专职做内镜或X线。

②促使包括非专科医生在内的所有内镜筛查机构医生参与共同读片。

③调整读片报酬，让更多的在医院工作的专科医生加入到医师学会。

通过这些调整，加入进来的非专科开业医生和医院工作的专科医生增加了，读片医生增加至65名（内镜和X线兼职35名，内镜专职26名，X线专职4名）。而且读片时间压缩到每周3天（每周12

表3 内镜下萎缩性胃炎所见（2017年度~）

萎缩	无 ~ C-Ⅰ/C-Ⅱ ~ Ⅲ/O-Ⅰ ~ Ⅲ
肠上皮化生	无/至胃前庭部/至胃体部
鸡皮样胃炎	无/有
皱襞肥大	无/有
弥漫性发红·RAC消失	无/轻度（RAC不清晰）/重度
斑块状·地图状发红	无/至胃前庭部/至胃体部

RAC : regular arrangement of collecting venules.

帧），提高了匹配率。由此，共同读片数量飞速增多，2016年度就诊者数达到了21 706人，进行了共同读片394帧，从一次医疗机构发送时到共同读片结束的时间减少到10天以内。但是，由于非专科医生也加入到了读片中来，因此将读片医生分为主读片医生（具有2年以上共同读片经验，且是专科医生）和副读片医生（主读片医生外的其他医生），2人小组中至少有1人是主读片医生，禁止仅有非专科医生进行的共同读片。

2）共同读片时的评价项目

读片时评价的项目有：是否包括恶性病变在内的器质性病变、图像的质量、做活检的妥当性、EAG判定等4项。评价图像时采用如**表2**所示的评价标准，满足所有条件者判定为"优"，而不满足的项目每增加1项依次判定为"良"、"有点不良"、"不良"。直至2016年，EAG的判定都采用**表1**的评价标准，而从2017年度开始改用京都胃炎分类[3]的评价标准（**表3**）

3. 从业者讲习会

每年组织1次讲习会，由胃癌检查委员会主办，以筛查从业者为对象。讲习会首先通报以往的筛查结果及活检率·EAG诊断一致率数据，之后还有病例讨论会、学会的最新意见等方面的微型讲座。

内镜筛查的现状

1. 就诊者情况

2011年度引进内镜筛查后，内镜筛查就诊者数量从最初的8千人左右逐年增加，到了引进的

第4年超过了胃X线筛查的人数，第5年以后仍保持增加趋势（图2）。另一方面，胃X线筛查就诊者数量在引进内镜后也没有下降太多。说明并不是接受胃X线筛查的人大多数转到了内镜筛查，而是内镜筛查开发了新的就诊者群体。也许，随着普及经鼻内镜和使用镇静剂的内镜等可减少就诊者生理心理负担的检查方法，H.pylori的存在被人们广泛认识等，潜在的内镜筛查需求增加了，由于引进内镜筛查正是时候，因此正好填补了这个需求。

2. 不同年龄段就诊者人数

2016年度的不同年龄段就诊者数量如**图3**所示。通常，群体性胃癌筛查带有很大的居民筛查倾向，与单位筛查相比退休的就诊者居多，因此检查对象的年龄必然会高。2016年度的平均年龄为68.8岁，男女比例几乎相同，60岁以上的就诊者占全体的88%。从一开始到现在平均年龄、男女比率、60岁以上就诊者比例一直没有发生太大变化。第一印象是40几岁、50几岁的就诊率很低，但如果考虑检查对象约有8成是60岁以上，这个结果就很正常了。

3. H.pylori除菌后就诊者的变化情况

就诊者背景中最近几年发生变化的是，H.pylori除菌后就诊者数量增加了。2013年2月扩大保险适用范围后，对H.pylori感染胃炎的除菌治疗得到快速发展，其趋势反映在内镜筛查就诊者中也非常明显。H.pylori除菌后就诊者在2014年度是4 448名，占全体的25.7%，而2016年度增加到了7 695名，占全体的35.5%。从2016年度的情况来看，H.pylori除菌后就诊者中的77.7%是除菌后5年之内的患者，其中大半是在扩大保险适用范围后进行除菌的（图4）。

4. 发现胃癌的处理

在"发现胃癌"的定义上常常引起争议是应否包括食管胃结合部癌，而本医师学会将在内镜检查的反转操作中可以确认出现贲门部病变的都当作胃癌。一方面，只有从食管方向观察才能确认的病变定为食管癌。而且，胃肉瘤、胃恶性淋巴瘤也尽可能与胃癌区别对待。

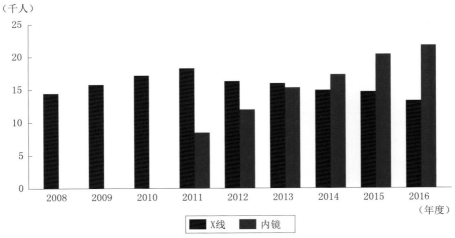

（千人）

图2 胃癌筛查就诊者人数变化

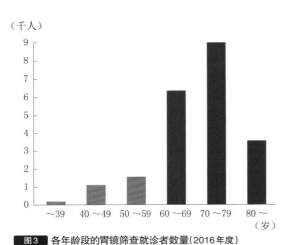

图3 各年龄段的胃镜筛查就诊者数量（2016年度）

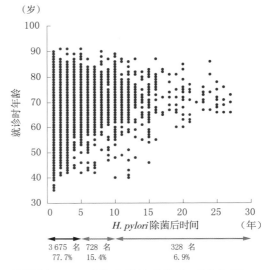

3 675 名　728 名　　328 名
77.7%　15.4%　　6.9%

图4 *H.pylori* 除菌后时间与就诊时年龄的关系（2016 年度）

2011年度开始的6年间，内镜筛查和X线筛查的胃癌发现率如**表4**所示。胃X线筛查就诊者的平均年龄小，因此不能单纯地与内镜筛查进行比较，但除了引进内镜的第一年度，内镜筛查的发现率大概是X线筛查的3～6倍。内镜筛查的癌发现率在第一年度也显示出了0.62%高值，但之后逐渐下降至现在的0.3%左右。平均年龄小时胃X线筛查癌发现率明显低，可以预想到今后随着 *H.pylori* 未感染者多的年龄段逐渐接受群体性胃癌筛查，内镜筛查的癌发现率会下降。

H.pylori 除菌后就诊者增多的影响也体现在发现胃癌，所有发现胃癌中 *H.pylori* 除菌后胃癌所占比例从2014年度开始逐渐增加，2016年度达到全部的约3成（**图5**）。据Kamada等[4] 的报告，在 *H.pylori* 除菌治疗后9年时间的前瞻性队列研究中，累积癌发现率是2.2%，平均每年发现率为0.2%，考虑到现在 *H.pylori* 既往感染就诊者数量快速增加，可以预测到今后 *H.pylori* 除菌后胃癌数量还会继续增加。

表4 群体性胃癌筛查的癌发现率变化情况

	2011年度	2012年度	2013年度	2014年度	2015年度	2016年度
内镜检查						
就诊者数	8 460	11 949	15 282	17 246	20 358	21 706
平均年龄	68.7岁	68.7岁	68.6岁	68.7岁	68.8岁	68.8岁
发现率	0.62%	0.49%	0.46%	0.39%	0.29%	0.34%
X线造影检查						
就诊者数	18 237	16 257	15 913	14 875	14 634	13 251
平均年龄	62.2岁	62.1岁	62.5岁	62.7岁	62.6岁	62.7岁
发现率	0.08%	0.12%	0.14%	0.13%	0.08%	0.05%

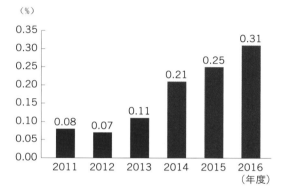

图5 发现胃癌中 *H.pylori* 除菌后胃癌所占比

5. EAG诊断

为了筛选出与 *H.pylori* 感染有关的胃炎，虽然已决定进行EAG诊断，但是2011年引进内镜筛查时还没有胃炎的京都分类[3]，也没有多少内镜医生想对胃炎进行分类。所以要求各筛查机构还要判定胃体部有无萎缩性变化，并与共同读片的判定做比较计算出诊断一致率，以此寻求达到诊断的推广普及和标准化目的。一开始的时候诊断一致率为80%左右，但随着 *H.pylori* 除菌适用扩大、胃炎京都分类法[3]的运用、共同读片制度的调整等，2016年度诊断一致率达到90.9%。其中，2013年度开始实施的共同读片对胃炎诊断的推广普及和标准化起到很大作用，让大家认识到了共同读片的重要性。下面介绍实际情况。

2014年度，在全部91家机构中，诊断一致率低于70%的有7家。虽然通过在从业者讲习会上介绍诊断标准等以期得到改善，但没有明显效果，

2015年度一致率低于70%的机构仍有7家。2014年度和2015年度的7家机构并不完全相同，但这些机构的共同点是都没有参与共同读片。在这里，给一致率低的机构反馈EAG诊断结果，以下发文件形式号召参与共同读片。结果，到了2016年度，在2015年度一致率低的7家机构中有5家参与了共同读片，一致率低于70%的只剩下没有参与共同读片的2家机构。这些在活检率上也有同样表现，在其他机构的活检率都在下降的情况下，一致率低的2家机构活检率还是高的，处于落后的状态。这说明，共同读片不仅对检查有无器质性病变有用，也是作为内镜医生之间"碰头交流"场所的不可或缺的一项措施。

EAG诊断促进了标准化，但要考虑的问题是最终筛选出来的EAG阳性群中能否涵盖 *H.pylori* 感染胃炎，进而患胃癌风险是否高。首先，是EAG阳性者的比例问题。2016年度EAG阳性者比例达到62.6%（13 594名），这一数据与刚开始时相比几乎没有变化。其次，第一年度的各年龄段阳性率如**图6**所示。各年龄段EAG阳性率在各年度里几乎没有变化，随年度增加而上升。据2010年的全国数据[5]统计，60多岁的 *H.pylori* 感染率是54%、50多岁是43%、40多岁是28%，笔者等（统计）的各年度EAG阳性率与这些数据大体上是相似的。而且，从不同因素的癌发现率来看，EAG阳性群都显著高于阴性群（**图7**）。从这些结果，可以判断EAG阳性群是比较准确地反映 *H.pylori* 感染胃炎的癌症高发现率人群，"EAG阳性"是进行风险集约时的重要因素。

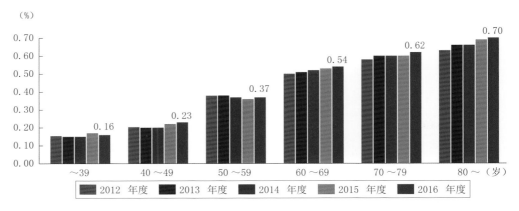

图6 各年度不同年龄段的EAG阳性率

EAG: endoscopic atrophic gastritis.

6. 使用内镜的风险集约型筛查的举措

进行EAG诊断的优点毫无疑问就是能够有效地筛选出*H.pylori*现症感染者和既往感染者。但也要记住，从既往感染者中，也有可能有忘记自己曾接受过除菌治疗的"除菌遗忘病例"、因其他疾病而接受抗菌治疗等时在不知道的情况下被除菌的"不知不觉除菌病例"等在问诊中无除菌史的*H.pylori*既往感染者。因此，无除菌史意味着，也有可能找出疑为A型胃炎的病例。尤其是，如果不做内镜检查很难找出"除菌遗忘病例"和"不知不觉除菌病例"，亲自做内镜筛查还可以积累不少经验。

一方面，*H.pylori*除菌后在胃体部几乎没有任何萎缩等感染痕迹的除菌后EAG阴性病例也屡见不鲜。考虑到有必要对这些进行研究，逐对2014～2016年度发现的有就诊史的94例胃癌进行了回顾性研究（**表5**）。就诊时间间隔以最近就诊到现在的时长为准，*H.pylori*除菌史方面将前一次就诊时除菌成功的病例作为"有除菌史"。结果，在前一次检查中"有除菌史"的有37例（39.4%），EAG阳性的有87例（92.6%）。前一次虽是EAG阴性但在下一次检查中发现癌的有7例（7.4%），其中5例（5.3%）为"有除菌史"。其结果表明，除菌后EAG阴性病例具有不可忽视的癌症风险，进行风险集约型筛查时，有必要将有无*H.pylori*除菌史与有无EAG区分开，作为独立的风险因素来考虑。

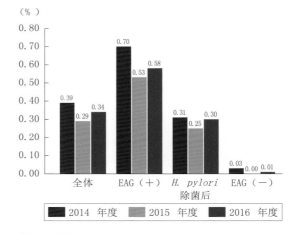

图7 不同因素的癌发现率

EAG: endoscopic atrophic gastritis.

在上述这些研究结果的基础上，自2016年度起以"EAG阳性"或"问诊存在*H.pylori*除菌史"的就诊者作为高风险人群，开始进行了风险集约型筛查。其内容是，高风险人群推荐每年进行一次筛查，对于其他人群则向其说明发生胃癌的风险非常低的同时，从检查机构立场上推荐2～3年做一次检查（**图8**）。通过控制*H.pylori*未感染者每年都做检查，使接受筛查人数不超过该地区的筛查处理能力极限，并维持癌发现率。

表5 94例有就诊史的胃癌病例(2014~2016年度)

就诊间隔	
1年	58例(61.7%)
2年	26例(27.6%)
3年	9例(9.6%)
4年	1例(1.1%)
有 *H.pylori* 除菌史	37例(39.4%)
前一次检查中EAG(＋)	87例(92.6%)
前一次检查中EAG(－)	7例(7.4%)
有 *H.pylori* 除菌史	5例(5.3%)
无 *H.pylori* 除菌史	2例(2.1%)

EAG：endoscopic atrophic gastritis.

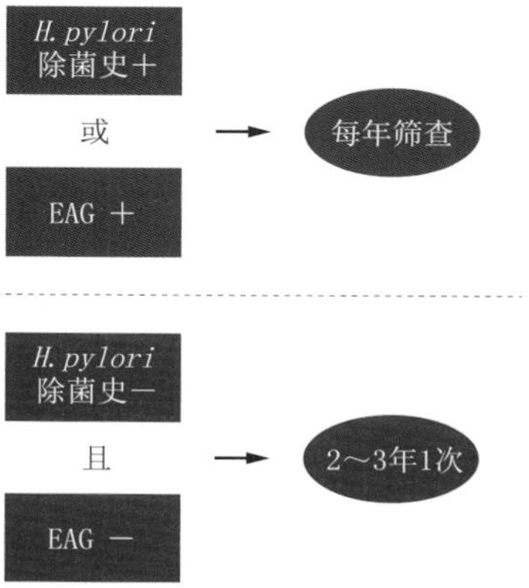

图8 2017年度开始的风险集约型内镜筛查

EAG：endoscopic atrophic gastritis.

结语

　　本文在群体性内镜筛查方面介绍了浜松市医师学会自己的风险集约法及以此为基础的有效运营方法等。在风险集约方法方面,除了自己的方法外,还讨论了在图像筛查中组合ABC风险筛查的混合筛查。另外,也有一些机构通过胃X线筛查从背景胃黏膜诊断中查出 *H.pylori* 感染者及高危人群[6]。不管怎样,如果风险集约仅限于内镜检查,其范围过于狭窄。今后,各年龄段的 *H.pylori* 感染率每10年将下降10%~15%低下,预计到了2030年 *H.pylori* 感染率60多岁年龄段约为30%,70多岁约为40%[7]。这样,随着 *H.pylori* 感染率低的人群因年龄增加渐渐到了接受群体性筛查的年龄段,风险集约的必要性会增加。因此,为了建立按不同年龄段或不同地区采取有效的方法筛查出胃癌风险高的就诊者,并针对他们开展重点筛查的系统,有必要进行多次讨论。

参考文献

[1] 日本消化器がん検診学会対策型検診のための胃内視鏡検診マニュアル作成委員会(編). 対策型検診のための胃内視鏡検診マニュアル. 南江堂, 2017
[2] 八木一芳, 味岡洋一. 胃の拡大内視鏡診断. 医学書院, 2010
[3] 春間賢(監), 加藤元嗣, 井上和彦, 他(編). 胃炎の京都分類. 日本メディカルセンター, 2014
[4] Kamada T, Hata J, Sugiu K, et al. Clinical features of gastric cancer discovered after successful eradication of Helicobacter pylori:results from 9-year prospective folloe-up study in Japan. Aliment Pharmacol Ther 21:1121-1126, 2005
[5] Ueda J, Gosho M, Inui Y, et al. Prevalence of Helicobacter pylori infection by birth and geographic area in Japan. Helicobacter 19:105-110, 2014
[6] 関西消化管造影懇話会(編). 胃X線検査によるH. pylori感染診断アトラス, 第2版. ジェー・ピー・シー, 2014
[7] 菊池正悟. わが国におけるHelicobacter pylori感染率の推移とその影響. Helicobacter Res 19:439-444, 2015

Summary

Current Status of the Organized Endoscopic Screening for Gastric Cancer at the Hamamatsu–city Medical Association

Takahiko Kouda[1)2)], Takahisa Furuta[1)],
Hiroyuki Yoshikawa, Ikuta Nakano,
Tomoaki Isobe, Tadatoshi Okubo,
Tetsuji Kitagawa, Touru Matsuhasi,
Kenichi Souda, Naohito Shirai,
Masayuki Kimura, Tomoyoshi Mabuchi,
Yasuyuki Noguchi

Through organized endoscopic screening conducted at the Hamamatsu–city medical association, we selected individuals with H. pylori (Helicobacter pylori)–related gastritis and aimed to establish a screening program to intensively examine those individuals. It is necessary to prove that the positive group had a high risk for gastric cancer after confirming and standardizing the diagnosis of gastritis. We defined gastritis as EAG (endoscopic atrophic gastritis). Furthermore, the diagnosis was conducted during the primary and secondary screening. We also calculated the concordance rate of each diagnosis. We analyzed the rate for each facility and tried to improve it by allowing the endoscopist at the facility with a low concordance rate to participate in the secondary screening. The overall concordance rate was 90.9% in 2016, which is approximately 10% better than that in 2011. As a result, the cancer detection rate of the EAG positive group was significantly higher than that of the negative group. Most of the gastric cancer cases in the EAG negative group were cases reported after H. pylori was eradicated. Based on these findings, the risk–intensive screening was initiated in 2017 with two risk factors : "EAG positive" and "experienced H. pylori–eradication treatment by history–taking."

[1] Committee of Gastric cancer screening at Hamamatsu–City Medical Association, Hamamatsu, Japan
[2] Kouda Clinic, Hamamatsu, Japan

金泽市群体性胃镜筛查现状

羽柴 厚[1, 2]

锻治 恭介[1]

大野 健次

鱼谷 知佳

山口 泰志

安田 健二

摘要●金泽市医师学会从2008年度开始引进了胃镜筛查。筛查就诊率、胃癌发现率得到提高, 也发现了很多食管癌。对全部拍摄图像进行了复核, 在一定条件下还进行了鉴别判定(金泽市医师学会模式)。通过图像评价质量得到了提升, 而通过活检妥当性评估, 活检的适当性、妥当性得到了提高。提出过程指标, 提高筛查机构的认识, 目的是筛查机构的均衡发展。要点中提出仪器的消毒、活检的条件等, 目的是提高安全性。另外, 要求提交偶发症状报告。判定萎缩程度, 进行了风险筛查分析。以提高信息管理和读片处理能力为目标, 开展了对利用ICT的筛查系统的研讨。作为群体性筛查, 精度管理和安全性非常重要。

关键词　胃镜筛查　精度管理　群体性筛查　金泽市医师学会模式　图像评价

[1] 金泽市医师学会
[2] 羽柴诊所　〒921–8034金泽市泉野町1丁目19–16
　　E-mail : hashiba@kma.jp

前言

　　金泽市医师学会从1983年开始受金泽市的委托, 作为 "经常就诊医生做的个别筛查", 打接受了被称为 "健康筛查" 的居民筛查业务。关于胃癌筛查, 2008年度开始在胃X线筛查的基础上引进了胃镜筛查。当时内镜筛查没有被筛查指南所推荐, 是在筛查担当医及居民的强烈要求下获得行政当局的理解, 得以在全国范围内较早引进成功。采取与胃X线筛查进行二选一的选择机制。以往也做过适宜性报告[1-4], 而此次根据过去10年的业绩, 讨论了方法、现状、思考、存在问题。

对象和方法

1. 筛查对象

　　胃癌检查的对象定为已参加了金泽市国家保险及社会保险的被抚养者, 年龄为40•45•50•55~70岁, 2017年度开始排除了就诊率、胃癌发现率低的40•45岁, 追加了风险更高的72•74岁。关于检查对象的年龄, 由于财政上的照顾及筛查开始以后的历史原因, 有上限及筛查优惠套餐方面的因素, 所以形成了与其他地区不同的规定。

2. 筛查内容

　　胃X线筛查和胃内镜筛查二选一。另外, 规定75岁时做胃蛋白酶原筛查(2008年度)。

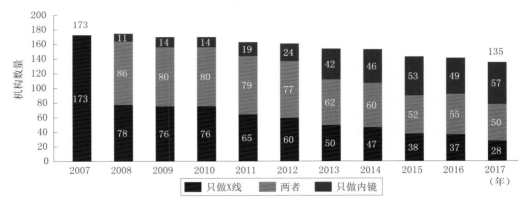

图1 胃癌筛查受委托医疗机构数量变化情况。引进内镜筛查后X线受委托医疗机构急剧减少

3. 受委托筛查医疗机构及筛查医生的选定

基本上采取举手制,但在重要事项中要求如下加入条件:①加入金泽市医师学会的医疗机构,②参加该学会规定的讲习会、研讨会,③推荐胃内镜方面有丰富经验,日本消化道内镜学会会员担任筛查医生。内镜筛查医疗机构2008年度有97家,2017年度增至107家。只做内镜的从11家(2008年)增至57家(2017年)。一方面,胃X线筛查机构从173家(2007年)减少到78家(2017年),只做X线的机构从78家(2008年)减少到28家(2017年)(图1)。

4. 拍摄方法

使用前视电子内镜,为了毫无遗漏地观察胃内部,一开始就在重要事项中要求拍摄到30帧以上的部位。参考胃镜筛查手册[5]等逐渐进行修定,2017年度开始定为33帧。给参加的医疗机构下发附有详细拍摄部位图像的《金泽市医师学会胃癌内镜筛查注意事项》,以求统一拍摄方法。

5. 活检的适当性

筛查中强烈怀疑是恶性肿瘤时,就算保险可以报销活检费用,也要进行喷洒色素、图像增强和放大等,要求不要过度。另外,进行了活检妥当性评估。

6. H.pylori (Helicobacter pylori)感染诊断

慢性胃炎等怀疑感染H.pylori时,可以进行感染诊断(2013年开始保险同意理赔)。本学会从安全性、保险理赔的角度,推荐做尿素呼气试验、抗体检测(尿、血液)、粪便抗原检测。

7. 提交和读片

提交的图像仅限于数字化图像,用电子存储介质提交。从2017年度开始,为了信息管理的安全性,给全体参与的医疗机构免费配发了有密码保护的USB。而且,已做活检时附加病理结果,已完成精密检查。提交的图像全部在读片委员会进行二次读片及在一定条件下进行鉴别判定。读片的详细情况在后面再讲述。

8. 知情同意书

筛查的时候,需要就诊者签字的包括内镜筛查与X线筛查的区别、内镜检查的偶发症状及活检时的附加费用等内容的同意书(图2)和筛查数据使用同意书(图2)。而且要给所有就诊者分发题为《写给将做胃癌筛查的人》的说明(图3)。

9. 清洗内镜

关于清洗,要求每1例做完检查按照日本消化道内镜学会主编的《消化道内镜手册》[6]的清洗顺序进行。

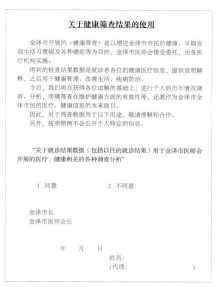

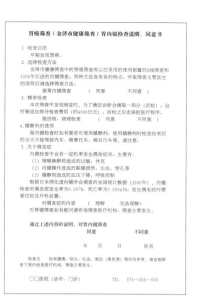

图2 筛查同意书

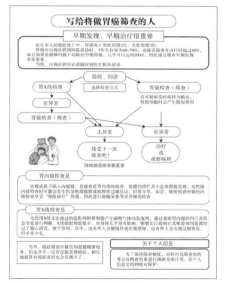

图3 给就诊者下发的宣传单

筛查的现状——筛查结果

1. 就诊者数、就诊率（图4）

就诊者数量在单独通过X线检查做筛查时维持在1万人的水平，就诊率也较低（12%~13%）。引进内镜检查后，内镜检查数量在刚开始的第一年就已超过了半数（2008年度56.3%），2017年度达到90.9%。检查就诊率在2007年度单独做X线

检查时为12.7%，开始引进内镜时（2008年度）急剧上升到16.3%，之后也一直在增加，2017年度达到21.9%。X线筛查就诊者数和就诊率的具体数值出现大幅下降，2007年：9 842名（12.7%），2008年：5951名（7.1%），2017年：1642名（2.0%）。而一方面，内镜就诊者数和就诊率却出现了剧增，2008年：7 677名（9.2%），2017年：1 6386名（19.9%）。

2. 需精查率、精查就诊率（图5）

X线筛查的需精查率为4%~5%。内镜筛查的需精查率最初约为9%，而最近降到了5%左右。2017年度是5.7%。在引进内镜检查后，平均需精查率X线筛查是4.5%，内镜筛查是6.3%。

精查就诊率X线筛查平均是85.4%，内镜筛查平均是92.6%，内镜筛查更高一些。

3. 胃癌发现数量、发现率（2008~2017年度）（图6、7）

引进内镜后，胃癌的发现数量出现大幅度增加。单独进行X线筛查时的胃癌发现数量只有十几例，但引进内镜后减少了很多。内镜筛查的胃癌发现数量是30~50例。X线筛查的发现率是0.041~0.252%（平均0.128%），内镜筛查的发现率是0.226~0.404%（平均0.294%）。虽然觉得内镜筛查的初期效果逐渐减弱，但总的来说内镜筛查的发现率是非常高的（X线筛查的2.29倍）。2017

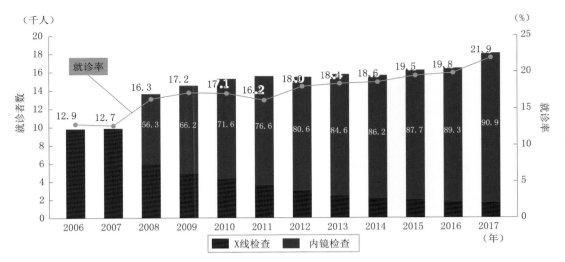

图4 胃癌检查——就诊者数和就诊率的变迁及其详细内容

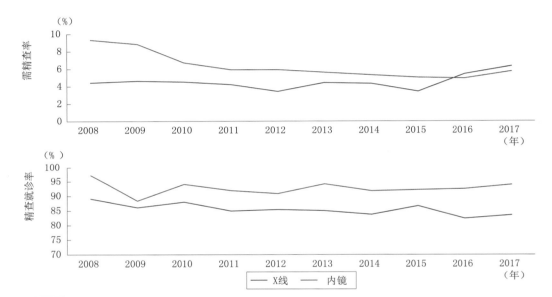

图5 胃癌检查——需精查率和精查就诊率

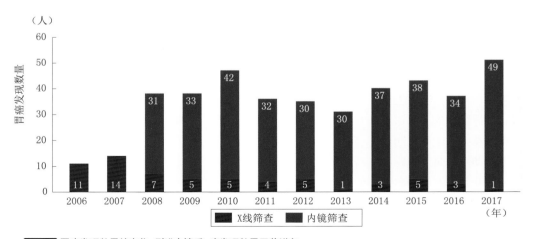

图6 胃癌发现数量的变化。引进内镜后, 癌发现数量显著增多

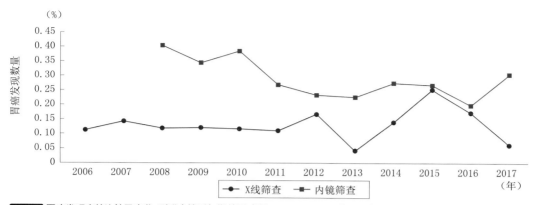

图7 胃癌发现率的比较及变化。引进内镜后初期效果减弱(平均0.294%)。X线只要发现1例,影响就很大(平均0.128%)

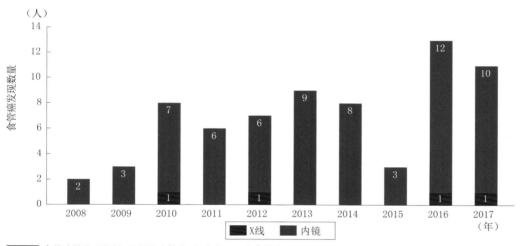

图8 食管癌的发现数量。虽是胃癌筛查,但也发现不少食管癌

年度由于放大了年龄限制(72·74岁),发现率、发现数量都大幅上升。而且,早期癌比例X线筛查是71.0%,内镜筛查是84.7%。

4. 食管癌的发现(图8)

引进内镜后食管癌的发现明显增多了。虽是胃癌筛查,但借鉴并用图像增强等来观察食管时的做法的启发很重要。发现率是0.014%~0.089%(平均0.053%)。

5. 筛查胃蛋白酶原(PG)(图9)

在引进内镜时,该学会将从2002年度开始不定期实施的PG筛查作为75岁老年人的单独筛查项目。就诊率为33.3%~38.9%(平均35.8%),需精查率为20.0%~37.0%(平均29.5%),近年来呈下

降趋势。认为这反映了 *H.pylori* 感染率在下降。另外, 癌 发 现 率 显 示 为0.244%~1.592%(平均0.647%)的高值,但近年来也呈下降趋势。早期胃癌多达86.1%,作为设有上限的筛查的最后关卡,其筛查是有效的。

思考

1. 读片方法(二次读片 + 鉴别判定:金泽市医师学会模式)(图10,11)

本学会从1992年开始胃X线筛查时就进行了二次读片和鉴别判定,胃镜筛查也采取了同样的读片方式。首先,筛查医生在自己的医院进行

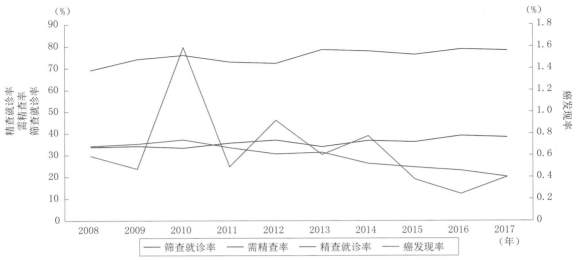

图9 PG筛查(75岁)

凡例: ── 筛查就诊率 ── 需精查率 ── 精查就诊率 ── 癌发现率

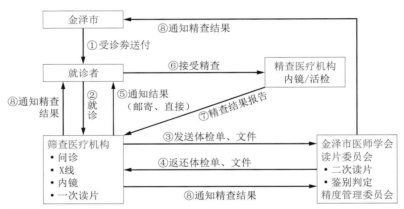

图10 胃癌筛查流程图

一次读片。所有图像都用电子存储介质(重要事项中指定的带有密码保护的USB等)提交到该学会的读片委员会进行二次读片。该学会以消化道内镜专科医生为中心,选拔二次读片医生。二次读片或一次读片中需精查的病例全部进行鉴别判定。肺癌筛查从1988年开始就已经采用了这种方式,在带有图像的筛查(乳腺癌筛查、青光眼筛查)中也在采用。"二次读片 + 鉴别判定"作为金泽市医师学会模式在当地扎下了根。

2. 筛查相关的委员会(图12)

为了经营管理筛查业务,设置了胃癌检查委员会、读片委员会、精度管理员会、筛查研讨委员会。下面介绍各自的活动内容。

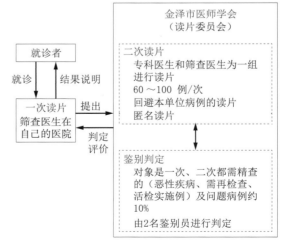

图11 读片方法(金泽市医师学会模式)

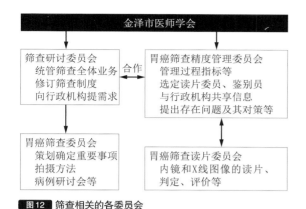

图12 筛查相关的各委员会

1） 胃癌筛查委员会

由内镜专科医生和医师学会理事10数名组成，由对地区业务有指导作用的专科医生任委员长。承担制订筛查重要事项和筛查单、研讨拍摄方法、召开病例研讨会等与实施胃癌筛查相关的具体实务。

2） 胃癌筛查读片委员会

2017年度委托67名专科医生担任二次读片医师。根据筛查单实施二次读片。为了实施作为三次读片的鉴别判定，委任了6名鉴别员。读片体制在后面再详细介绍。

3） 胃癌筛查精度管理委员会

由金泽市医师学会会长任委员长，筛查研讨委员会委员长、筛查统管、主管理事（首席、次席）、鉴别员、事务局及行政负责人（主管课长等）组成。承担筛查结果的分析、读片委员的选拔、就诊率等各种过程指标的分析。通过与行政主管共同开展对筛查合理运营状况的研讨，共享筛查委托方和受委托方的信息，查证存在问题及研究项目。

4） 筛查研讨委员会

由各筛查机构的委员长、主管领导、筛查总管理事组成，委员长由副会长等医师学会领导担任。负责总管该学会实施的12项居民筛查（健康筛查）的所有检查结果和横向研究今后的筛查模式。筛查全面均衡的运营和调整，汇总对行政机构的需求。

3. 读片机制（图11）

现详细介绍该学会的具体读片机制。一次读片是由筛查主管医生根据筛查单（图13）在自己的医院进行。如已实施活检，附上病理结果一并提交。届时按精查已完成来处理。拍摄图像全部用电子存储媒介交到医师学会（读片委员会）。二次读片是筛查医生和二次读片医生在医师学会组对共同进行读片。届时筛查医生回避自己医院的病例。二次读片中按着图像评价项目评价图像，评价分为5个等级（图14）。另外，判定萎缩程度（木村、竹本分类），为今后研究胃癌风险提供帮助。对于活检，要评价其妥当性，以期达到适当活检的目标。二次读片时每1组平均读片60~100例。忙期需要10组以上的人员参加才能完成。要对筛查过程中一次或二次读片时要求进一步做精密检查、重新检查的病例、活检病例、存在问题的病例进行鉴别判定，这些约占筛查病例的10%。由6名鉴别员中的2名组成1组实施鉴别判定。读片会结束后，挑选出将当天出现的发现癌病例和有意思的病例展出，得到大家的好评。

4. 读片会的效果

2008~2016年度（就诊者108 114名，发现癌312例），在读片会时发现的癌有21例。发现癌中有6.7%是在读片会时发现的。其中8件（38%）是在鉴别判定时发现的。

5. 图像评价（图14,15）

读片最初是按图14所示的项目，由二次读片医生进行图像评价。对于二次读片医生来说评价是匿名的，他们不知道筛查医生是谁，所以可以毫无顾忌地准确指出需改善之处。像本地那样常见面的地区，恐怕对适当指出问题有所顾虑，通过读片医生的匿名化可以有效地指出问题。结果，筛查开始时（2008年度）"非常好＋好"的占77.2%，到了2017年度提高到95.2%。另一方面，"还需努力＋不好"的从22.6%减少到4.8%。

6. 活检妥当性评估（图16）

筛查中如实施了活检即可判定为精检完成，并将其反映到需精查率中。因此，要完成合理的筛查需避免过度的活检。从启动筛查之初开始就已

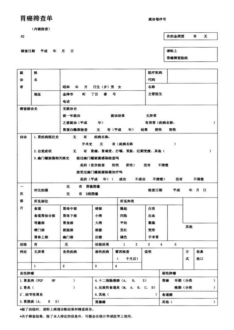

图13 筛查单(胃镜筛查)

图 像 评 价	☑ a. 非常好	☑ b. 好	☑ c. 还需努力	☑ d. 不好	☑ e. 再检查
图 像 评 价 项 目					

1）未拍到部位(食管、食管胃接合部、穹隆部、贲门、体上部、体中部、体下部、胃角部、前庭部、幽门部、球部、小弯、大弯、前壁、后壁)
2）画质不佳，3）晃动、虚影多，4）设备状态差，5）空气量少，6）空气量多
7）气泡、黏液多，8）拍摄角度不好，9）胃液吸引不充分，10）拍摄曝光过度
11）拍摄曝光不足，12）术前处置不良(残渣)，13）需喷撒色素
14）其他

图14 图像评价项目(图13的红框部分)

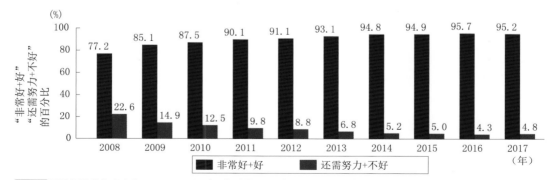

图15 图像评价的年度变化(胃镜筛查)。通过图像质量评价，内镜技术逐年提高

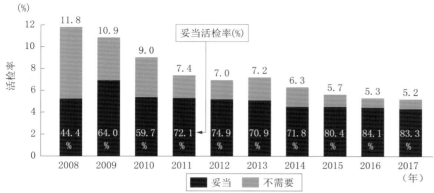

图16 活检妥当性评估及效果。尽管活检率在下降，但妥当活检的比例增加了

在重要事项中规定，只有疑为恶性的病例才可实施活检，并经喷撒色素等方法充分验证其必要性后再进行活检。而且，在读片时进行活检妥当性评估。其结果，活检率2008年度为11.8%，而到了2017年度下降到5.2%。而且活检妥当性评估率从44.4%上升到了83.3%。为了不让活检萎缩，也指出了活检的必要性。

7. 偶发症状

既然是筛查，必须最大限度地减少对就诊者不利的因素，关键是了解偶发症状。幸运的是至今没有关于发生重大偶发症状的报告[4]，但还是通过给会员在网站主页上准备了报告格式，定期在筛查机构实施问卷调查等，积极收集相关信息。

8. 萎缩程度判定

从筛查之初开始，在二次读片时实施萎缩程度判定（木村、竹本分类法）。从分析结果看，萎缩程度高的人群的癌症病发率高[7]。为了可成为下一代筛查的风险筛查，还在开展进一步的研讨。

9. 对未做精检者的就诊奖励

本学会在筛查结束后，提前给没有精检结果报告的未做精检者分发了每个医疗机构的就诊指南。各医疗机构本来就应该可以掌握的，而经反复推荐，可以通过"经常就诊医生"强烈规劝未做精查者，为提高精查就诊率、提高癌发现率、改善未把握率提供一些帮助。

10. 宣布过程指标（图17）

在每一年度之初，召开所有"健康筛查"医疗机构（300多家）出席的筛查说明会。届时公开前一年度的癌症筛查过程指标，包括金泽市全市的平均值和每个医疗机构的指标。因此，能够了解自己医院的状况，可以真正体会到下一次应改善的方向，对筛查水平的提高和均衡化发展非常有效。

存在问题及今后展望

1. 引进采用ICT技术的新的筛查系统

在发送电子存储媒介中的数据及之后的读片、数据分析方面，与行政的主管一起研究了引进采用ICT（information and communication technology）技术的新的筛查系统。通过有安全保障的网络，希望在筛查机构和医师学会之间不仅仅传输图像数据，甚至还传送筛查单。目的是减轻筛查医生、读片医生、事务局的负担，快速进行读片、判定，提高处理数据时的安全性。

2. 引进胃癌风险筛查

内镜筛查需要人力资源，令人担忧的是随着内镜筛查的普及会达到数量上的极限。而且，胃镜属于侵入性检查，无用的检查在群体性筛查中对于就诊者来说是不利的事情。胃镜筛查需要根据胃癌发生风险评估确定合理的检查间隔。本学会从最初开始在读片时进行萎缩程度判定（木村、竹

记

过程指标值

金泽市医师学会　平均值							
需精查率	癌发现率	阳性反应中度	精查就诊率	精查未就诊率	精查未了解率	活检率	妥当活检率
6.0%	0.275%	4.6%	94.5%	5.5%	5.6%	5.7%	80.7%

（法）○○○医院							
需精查率	癌发现率	阳性反应中度	精查就诊率	精查未就诊率	精查未了解率	活检率	妥当活检率
1.7%	0.000%	0.0%	100.0%	0.0%	0.0%	1.7%	60.0%

图17 过程指标通知。在筛查说明会上公布各医疗机构前一年度的过程指标。与平均值差很多的机构需要接受指导

本分类法），研究其后发生胃癌的可能性[7]。结果，发现萎缩程度严重的人群发生胃癌的风险高。今后将继续积累相关数据，研究筛查间隔的设定是否合理。

结语

　　本文汇报了作为群体性筛查实施的胃镜筛查的现状。胃镜筛查是通过"经常就诊医生"开展的个别筛查，其精度管理、安全性非常重要，对这些内容本文进行了详细阐述。另外，还涉及到了"采用ICT技术的筛查系统"和"风险筛查"等今后的研究课题。可预想到今后胃镜筛查的就诊量会继续增加，因此必须要研究如何使其成为在现实中能够持续实施下去的筛查。希望继续以医师学会为核心，继续与行政管理机构协力推进，成为受居民好评的筛查。

致谢

　　向为本筛查的实施提供了大量帮助的历届医师学会的干事、专业委员（读片医生、鉴定员）、事务局的各位、金泽市的各位负责人表示衷心的感谢！

参考文献

[1] 羽柴厚, 竹田康男, 鍛治恭介. 個別検診の現状とあるべき姿　個別検診のあるべき姿—地域医師会の役割. 日消がん検診誌 52:56, 2014

[2] 大野健次, 高畠一郎, 西村元一, 他, 多施設胃内視鏡検診における金沢市医師会方式(3次レフリー読影)の検討(ダブルチェックの精度管理について), 日消がん検診誌　52:715-722, 2014

[3] 羽柴厚, 竹田康男, 鍛治恭介, 他. 個別検診の現状とあるべき姿—地域医師会の役割. 日消がん検診誌　53:607-621, 2015

[4] 羽柴厚. 金沢市における対策型胃内視鏡検診. 日本消化器がん検診学会対策型検診のための胃内視鏡検診マニュアル作成委員会(編). 対策型検診のための胃内視鏡検診マニュアル. 南江堂, pp 97-102, 2017

[5] 細川治, 草野健. 胃内視鏡検診手順. 日本消化器がん検診学会胃内視鏡標準化研究会(編). 胃内視鏡検診マニュアル, 医学書院, pp 2-24, 2010

[6] 佐藤公, 田中達郎, 竜田正晴. 感染に対する安全対策. 日本消化器内視鏡学会卒後教育委員会(編). 消化器内視鏡ハンドブック. 日本メディカルセンター, pp 50-57, 2012

[7] 鍛治恭介, 羽柴厚, 竹田康男. 胃がん検診におけるH. pylori感染胃炎の取り扱い. 胃内視鏡検診における萎縮度判定の精度評価. 日消がん検診誌　52:166, 2014

Summary

Current Status of Endoscopic Screening for Gastric Cancer in Kanazawa City by Kanazawa Medical Association

Atsushi Hashiba[1, 2], Kyosuke Kaji[1],
Kenji Ohno, Chika Uotani,
Yasushi Yamaguchi, Kenji Yasuda

　　In Kanazawa city, since 2008, endoscopic examinations have been performed for screening of gastric cancer. This has led to an increase in the percentage of patients examined and in the early detection of gastric cancer. Moreover, many esophageal cancers have been detected using this method.

It is very important to improve accuracy control and safety in population-based screening. In terms of accuracy control, all the obtained images were collected at the office of Kanazawa Medical Association and were examined by experienced endoscopy specialists. Triple checks (double check reading with referee check : the so-called Kanazawa Medical Association method) contributed to the quality control of this screening. The endoscopy specialists performing the reading evaluated the images and the validity of the biopsy. This method improved the quality of the images and the biopsy rate. We disclosed the process indices to increase the awareness among the examining doctors. For the safety, we indicated the sterilizing methods of the endoscopes and the conditions of biopsy. We also request a case report of any accidents that might have occurred.

Using this screening system, the atrophic grade of gastric mucosa is evaluated for analysis of cancer risk. Discussions on the new system using ICT have been started as a means to improve its efficiency.

[1] Kanazawa Medical Association, Kanazawa, Japan
[2] Hashiba Clinic, Kanazawa, Japan

negative group. Most of the gastric cancer cases in the EAG negative group were cases reported after H. pylori was eradicated. Based on these findings, the risk-intensive screening was initiated in 2017 with two risk factors : "EAG positive" and "experienced H. pylori-eradication treatment by history-taking."

1) Committee of Gastric cancer screening at Hamamatsu-City Medical Association, Hamamatsu, Japan
2) Kouda Clinic, Hamamatsu, Japan

专题　群体性胃镜筛查的现状及存在问题

群体性胃镜筛查的观察拍摄法

——经口内镜

赤松 泰次[1]

下平 和久[2]

宫岛 正行

中村 真一郎

植原 启之

木畑 穣[3]

井上 胜朗[4]

摘要●胃镜检查时的拍摄方法有3种,从胃上部(近端)开始拍摄的A法、从幽门窦(远端)开始拍摄的B法,以及笔者采用的从胃角开始拍摄的C法。这3种方法各有优缺点,胃镜筛查时用哪种方法都可以,重要的是:①为了二次读片必须能够看清每个内镜图像的拍摄部位,②用有限数量的静止图像清楚描绘出整个胃,③尽量排除黏液附着、图像虚晃、光量不适合等影响二次读片的因素,④发现异常所见时,大概观察全貌后进行精密拍摄,根据需要用内镜钳进行活检。

关键词　　群体性胃镜筛查　上消化管　内镜　常规拍摄法

[1] 长野县立信州医疗中心内镜中心　〒382-8577须坂市大字须坂1332
　　E-mail : akamatsu-taiji@pref.nagano-hosp.jp
[2] 同　消化内科
[3] 同　综合诊疗部
[4] 伊那中央医院消化内科

前言

　　群体性胃镜筛查的观察拍摄方法与普通的上消化道内镜检查相比基本上没有什么太大变化。只是,为了让二次读片医师能够正确评价已拍好的内镜图像,必须:①能够看明白拍摄的部位,②拍摄部位涵盖胃的所有部位,③适当调整光量及送气量,清除影响诊断的黏液和胃液,④发现异常所见时,根据需要进行近距离拍摄〔如有可能增加色素内镜或NBI(narrow banding image)放大观察等IEE(image enhanced endoscopy)〕,或考虑行钳夹活检术等。即,

必须要保证内镜医生拍摄的内镜图像的"质量"能满足二次读片的要求。而且,通过掌握这种"给别人看"的内镜观察拍摄方法,对于之前一直以"自我流"进行内镜诊疗的内镜非专科医生来说是很好的提高能力的机会。

上消化道内镜拍摄基础

1. 常规拍摄法的重要性

　　筛查时必须事先确定对什么部位以什么顺序观察拍照。如果在没有确定部位和顺序的情况下无序地进行拍摄,只会重复拍摄容易看到的部位,

不能很好地拍摄不易看到的部位。

2. 拍摄技巧

1）显示拍摄部位的标志

看其他医生拍摄的静止图像时,不清楚图像属于哪个部位的情况时有发生。胃的标志(landmark)部位有4处,①胃角部小弯(胃角),②幽门环,③胃体部大弯的皱襞,④贲门。对有这些标志的内镜图像进行适当远距离拍摄后,根据需要拍摄近距离特写,这样就很容易识别出拍摄部位。而在十二指肠,上十二指肠角和Vater乳头是识别标志。食管中除了SCJ(鳞柱交接部,squamo-columnar junction)和EGJ(食管胃接合部,esophagogastric junction)之外,没有其他合适的标志部位。

2）常规拍摄和精密拍摄

常规拍摄过程中如果发现了异常,原则上常规拍摄结束后再进行精密拍摄。如过分拘泥于观察某一处的异常所见,会遗漏掉其他部位存在的另外异常所见。如前所述,精密拍摄时先采取可同时显示标志和病变部位的远距离拍摄,使得在静止图像中能看清楚病变部位,之后再进行近距离拍摄。根据需要通过色素内镜及NBI放大观察等IEE,进行内镜诊断,判断活检是否有必要。

3）拍摄数量

群体性胃镜筛查的常规摄影方法,包括食管和十二指肠在内,推荐拍摄30~40张照片[1]。发现异常所见时,需要进行精密拍摄,应增加拍摄数量。

群体性胃镜筛查的实际观察拍摄方法

二次读片医生只能靠一次读片时拍摄的静止图像来诊断病变及其程度,因此必须毫无遗漏地清晰地拍摄胃的全部。如有可能按统一的顺序拍摄,这会使二次读片更容易进行,但拍摄顺序各个机构都不尽相同,因此实际上统一拍摄顺序很难实现。

本文介绍笔者在日常诊疗中采用的观察拍摄方法(称之为"C法")和《群体性筛查之胃镜筛查手册》[1](以下简称筛查手册)中提到的A法和B法。

1. 笔者采用的观察拍摄方法("C法")[2-4]

笔者是从胃角开始观察拍摄的,如图1[2]所示。之后探头向远端推进,拍摄前庭部和十二指肠后,边拔边拍摄胃体部和胃上部,最后内镜翻转拍摄贲门部和穹隆部。另外,结合筛查手册中的A法和B法,在这里将这种从胃角部开始拍摄的方法称为C法。

1）口咽、下咽部

众所周知,近年来,上消化道内镜检查中可以发现口咽、下咽部的浅表性癌。但,向食管入口部位插入内镜是让被检查者很痛苦的操作,这并不是胃镜筛查中必须要做的。

2）食管

拍摄食管上部(图2a)、食管中部(图2b)、食管下部及EGJ(图2c)。如前所述,食管中除了SCJ和EGJ之外,其他部位都没有拍摄部位的标志,只能找有些相关的部位撮影。SCJ和EGJ是发生反流性食管炎、Barrett上皮或Barrett癌、食管失弛缓症等的重要部位,最好是在患者吸气的时候拍照。

3）胃、十二指肠

①胃角部

从正面观察拍摄胃角(图3a),之后,按胃角部前壁(图3b)到后壁(图3c)的顺序进行拍摄。最先观察胃角的理由是,①因为能够确认内镜是否沿着胃大弯正中位置插入(内镜没有在大弯正中而偏向前壁侧或后壁侧则称为"轴偏离"。如果轴没有偏离,如图3a所示胃角呈直线,但如果轴出现偏离胃角会呈歪斜状),②因为可以评估送气量是否适当(送气量不充分时无法观察胃角),③因为胃角是各种胃病变的好发部位,④因为了解胃角是否存在RAC(regular arrangement of connecting venules,规则集合小静脉)对内镜下判断*Helicobacter pylori*感染状态很有帮助等。

②前庭部

先拍摄前庭部远景(图4a),再按前壁(图4b)、后壁(图4c)、大弯(图4d)、小弯(图4e)的顺序继续拍摄。之后镜头向远端伸入,拍摄幽门窦(幽门环附近)(图4f)。

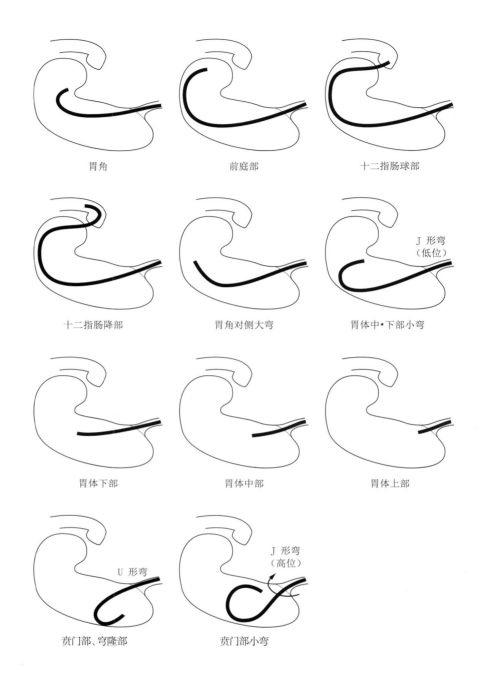

胃角   前庭部   十二指肠球部

十二指肠降部   胃角对侧大弯   J 形弯（低位）胃体中·下部小弯

胃体下部   胃体中部   胃体上部

U 形弯 贲门部、穹隆部   J 形弯（高位）贲门部小弯

图1 "C法"的内镜操作图示

〔转载自: 赤松泰次. 不会有遗漏的上消化道内镜筛查（前视镜）. 消化道内镜学会杂志 16:664-668, 2004 部分修改〕

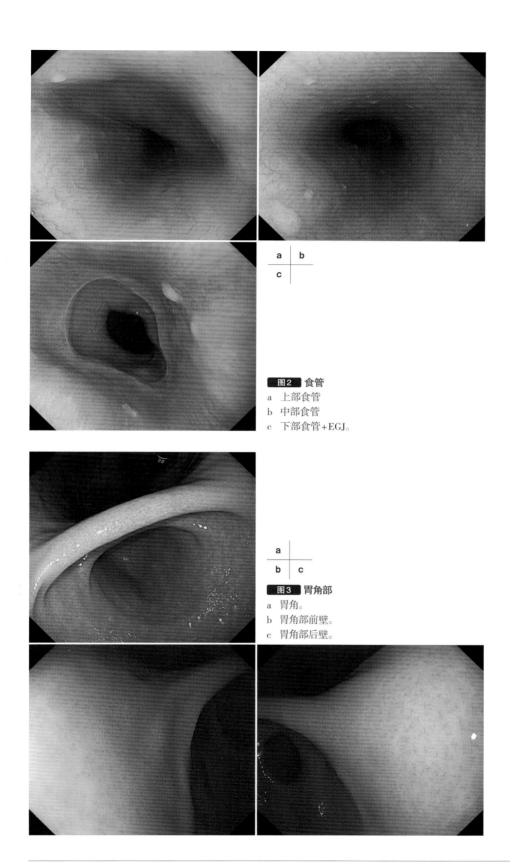

图2 食管

a 上部食管

b 中部食管

c 下部食管+EGJ。

图3 胃角部

a 胃角。

b 胃角部前壁。

c 胃角部后壁。

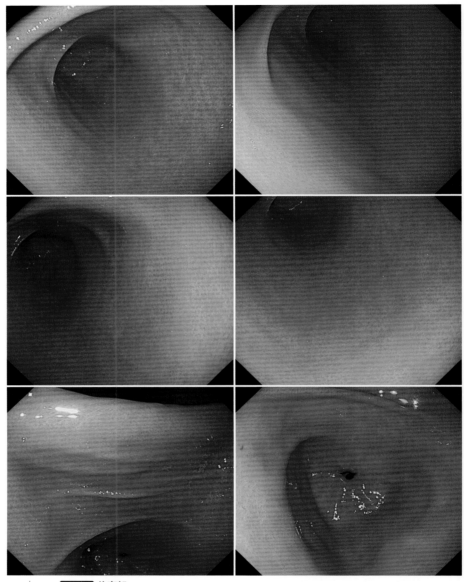

a	b
c	d
e	f

图4 前庭部

a 前庭部(远景)。
b 前庭部前壁。
c 前庭部后壁。
d 前庭部大弯。
e 前庭部小弯。
f 幽门窦(prepylorus)。

③十二指肠

经幽门环伸入到十二指肠球部(**图5a**),可以拍摄到有上十二指肠角的图像。常规的内镜诊疗中将会进一步伸入到十二指肠降部(**图5b**)拍摄含有

Vater乳头的图像,从球部伸入到降部时弯曲幅度大,有穿孔危险。因此,对降部的拍摄在胃镜筛查中并不是必须的[1]。

④胃角对侧大弯

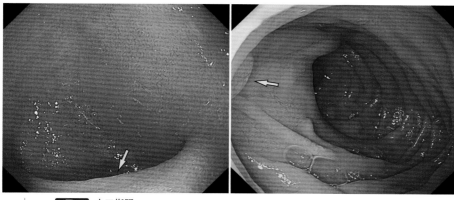

图5 十二指肠
a 十二指肠球部。箭头所指之处是上十二指肠角。
b 十二指肠降部。箭头所指之处是Vater乳头。

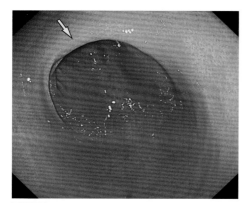

图6 胃角对侧大弯
箭头所指之处是胃角。

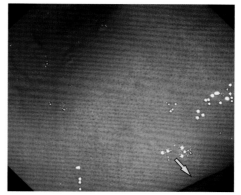

图7 胃体中·下部小弯(低位J形弯)
箭头所指之处是胃角。

内镜前端返回胃内,拍摄胃角对侧大弯时将作为标志的胃角纳入画面中(图6)。

⑤胃体中、下部小弯的翻转拍摄

沿着胃角上部小弯翻转(低位J形弯),拍摄胃体中、下部小弯(图7)。该内镜图像对评估胃黏膜萎缩程度很重要。

⑥胃体部

按着胃体下部、中部、上部的顺序边拔内镜,边拍摄各部位上的俯视像(图8a)(将胃角放入画面中,可在静止图像中也很容易看清楚拍摄部位)后,再按前壁(图8b)、后壁(图8c)、小弯(图8d)、大弯(图8e)的顺序拍摄4个方向。胃体上部后壁是胃上部下降到背侧的,相当于"横梁"或"分水岭"。

⑦贲门部及穹隆部

拔出内镜直至看得到食管黏膜,边尽可能向下仔细观察贲门部付近。之后,以胃体上部大弯为支点翻转内镜镜头(U形弯),拍摄穹隆部和贲门部大弯(图9a)。然后,将镜头向长轴方向翻转180°(高位J形弯),拍摄贲门部小弯(图9b)。

2. A法[1]

A方法是指,拍摄食管后,边将内镜从近端插向远端,边拍摄胃体部、胃角部、前庭部、幽门窦、十二指肠的方法。之后返回胃内,翻转探头(J形弯),从胃体下部观察拍摄至胃上部(贲门部和穹隆部)后,探头恢复到俯视角度,再次观察送气量增多且轻微伸展过度的胃体部。A法虽然有观察2次不同送

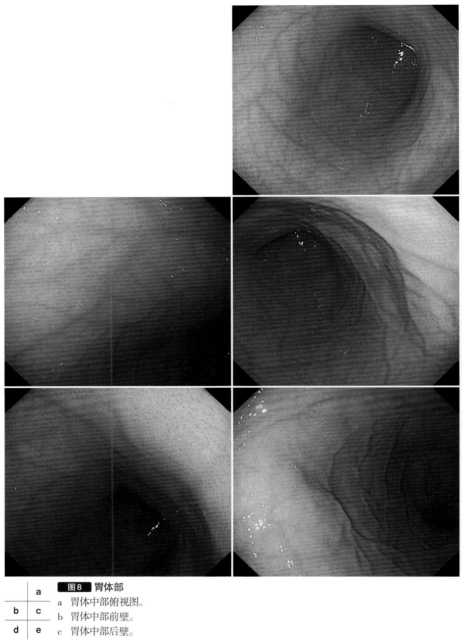

a	
b	**c**
d	**e**

图8　胃体部
a　胃体中部俯视图。
b　胃体中部前壁。
c　胃体中部后壁。
d　胃体中部小弯。
e　胃体中部大弯。胃体下部和胃体上部也按同样的方法拍摄。

气量的胃体部的优点,但拍摄数量会有所增多。

3. B法 [5]

　　B法是指,拍摄食管后,探头先从幽门窦插入十二指肠,边将探头自远端开始向近端拔出,边观察拍摄十二指肠、幽门窦、幽门部、胃角部、胃体部

的方法。之后反转探头拍摄胃上部(贲门部和穹隆部)。与A法相比,虽然可能会缩短检查时间,但因为要先将探头插入到远端,因此拍摄时经常会在胃角部和胃体下部的大弯处发生因接触内镜造成的擦痕。

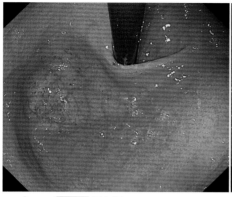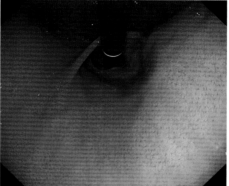

<table>
<tr><td>a</td><td>b</td></tr>
</table>

图9 胃上部
a 贲门部及穹隆部（U形弯）
b 贲门部小弯（高位J形弯）

另外，A法、B法、"C法"这3种观察拍摄方法只是在拍摄顺序上存在差异，拍摄部位几乎相同。因而，采用哪种方法都可以，关键是拍摄要涵盖胃的所有部位。

结语

在采用X线造影检查的群体性胃癌筛查中新增加了采用内镜检查的筛查。内镜检查量的上限（capacity）、二次读片体制的建立、城区和山区之间的医疗卫生差异等，在全国范围内推广胃镜筛查面临很多问题。但是，与X线造影检查相比，内镜检查不仅诊断胃病变的能力更强，对早期发现食管病变也有效。而且，以前被群体性胃癌筛查排除在外的胃切除后的居民也可以接受筛查。居民和行政机关对胃镜筛查的期望很大，从事消化系统诊疗的医生有必要为胃镜筛查的广泛普及做出努力。

参考文献

[1] 細川治. 胃内視鏡検査手順. 日本消化器がん検診学会対策型検診のための胃内視鏡検診マニュアル作成委員会(編), 対策型検診のための胃内視鏡検診マニュアル. 南江堂, pp 49-56, 2017

[2] 赤松泰次. 見落としのない上部消化管内視鏡スクリーニング(直視鏡). 消内視鏡 16:664-668, 2004

[3] 赤松泰次. 胃癌に対する内視鏡スクリーニング―私はこうしている. 胃と腸 43:1221-1224, 2008

[4] 赤松泰次. 長野県立須坂病院での撮影法. 赤松泰次編, 上部消化管内視鏡マニュアル. 南江堂, pp 35-44, 2013

[5] 池原久朝, 草野央, 後藤田卓志, 他. 経口上部消化管内視鏡の前処置・挿入・観察法. 消内視鏡 29:384-388, 2017

Summary

Routine Observation and Photography of the Upper Gastrointestinal Tract Endoscopy in Gastric Cancer Screening

Taiji Akamatsu[1], Kazuhisa Shimodaira[2], Masayuki Miyajima, Shin-ichiro Nakamura, Hiroyuki Uehara, Minoru Kibata[3], Katsuro Inoue[4]

Routine observation and photography of the upper GI endoscopy can be performed by three methods, namely A, B, and C. Endoscopic images are obtained from the oral site of the stomach to its anal site in the method A, whereas these are obtained from the anal site of the stomach to its oral site in the method B. In the recommended method C, the observation and photography of the stomach angle are performed first ; followed by that of the antrum and duodenum ; the whole body ; and, lastly, the cardiac portion and fornix by reversing the direction of the endoscope. As each method has its own advantages and disadvantages, standardizing the methods in gastric cancer screening is imperative. Some crucial points are as follows : (a)the endoscopic photography technique should render each region comprehensible to a second judging doctor ; (b)all gastric parts should be included during endoscopic photography ; (c)an adequate degree of brightness, the cleaning of endoscopic lens, and the removal of attached mucous on the gastric mucosa surface should be ensured ; and (d) abnormal endoscopic findings must be prudently examined using adjacent observation and image-enhanced endoscopy post stomach screening.

[1] Endoscopy Center, Nagano Prefectural Shinshu Medical Center, Suzaka, Japan

[2] Internal Medicine, Gastroenterology, Nagano Prefectural Shinshu Medical Center, Suzaka, Japan

[3] General Medical Department, Nagano Prefectural Shinshu Medical Center, Suzaka, Japan

[4] Internal Medicine, Gastroenterology, Ina Central Hospital, Ina, Japan

群体性胃镜筛查的观察拍摄法

——经鼻内镜

外山 雄三[1]

长浜 隆司

西泽 秀光

宇贺治 良平

松村 祐志

山本 荣笃

浅原 新吾

摘要●本文概述了胃镜筛查中经鼻内镜的观察方法和关键点，包括预处置。在经鼻内镜的鼻腔的确定·路径和预处置时，心存着要采取可以降低偶发症状风险，减轻就诊者心理负担的保护性操作。包括经鼻内镜在内，内镜检查最重要的目标是，通过适当的通气量覆盖整个胃，不遗漏病变。拍摄数量如果少的话覆盖率低，数量过多又会增加复核的难度，因此最佳数量是30~40张。而且，观察·拍摄时的关键是调整空气量，进行动态观察或观察时注意难以观察的部位。

关键词　**群体性胃镜筛查　经鼻内镜　观察方法**

[1] 千叶德洲会医院消化内科　〒274-8503船桥市高根台2丁目11-1
　　E-mail：niraikanai0069@yahoo.co.jp

前言

在《基于有效性评价的胃癌筛查指南2014年度版》[1]中，将基于日韩病例研究的结果得出的胃癌死亡率降低效果作为相关证据，推荐了胃镜筛查与胃X线筛查一同作为群体性筛查、机会性筛查的新的方法。因此现在很多地方政府都引进了内镜筛查，正在开展或研究从X线筛查改为内镜筛查的工作。到了2017年，由日本消化道癌症筛查学会发布的《群体性筛查之胃镜筛查手册》[2]，给出了标准化实施机制。其中，胃镜检查拍摄法展示了30~40帧（包括食管、胃、十二指肠）图像，拍摄流程方面也提供了A法和B法2种方法。近年来画质和操作性得到改进，咽反射也减少了，因此可预计到今后就诊者对经鼻内镜的需要会越来越多。本文救概述经鼻内镜的术前准备、观察方法和关键点。

经鼻内镜中鼻腔的确定、路径和术前准备

鼻腔的大小因人而异，左右存在差异，因此内镜检查医生需要知道对就诊者最适合的插入路径。确定路径的具体方法有，通过压迫两侧鼻翼呼气而选择气体易通过一侧的方法、用鼻镜（和辻式等）观察鼻腔的方法及通过内镜确定的方法。

鼻腔路径可以选择中鼻甲下端路径或下鼻甲下端路径（**图1**）。插入路径选错会增加鼻出血等偶发症状及就诊者痛苦，因此要有意识地保持轻柔的操作。

术前准备方面，为了清除胃内黏液，检查开始前20分钟服用二甲硅油（GASCON®）溶液5mLl+链霉蛋白酶®MS 2万单位+80~100mL混合液。检查开始前15分钟在两侧鼻腔内各滴入数滴（0.15mL）

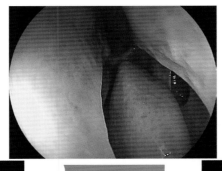

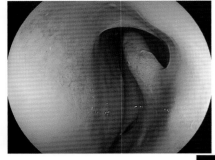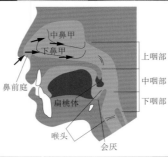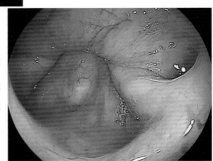

图1

a 鼻腔路径的选择。

b 鼻前庭。

c 中鼻甲下端。

d 下鼻甲下端。

e 上咽部。

硝酸萘甲唑林盐(0.05%Privina®),检查开始前10分钟注入3~4mL的2%利多卡因(塞罗卡因®)凝胶。

拍摄方法

包括经鼻内镜,内镜检查的目的是进行有效的观察、拍摄,不遗漏每一处病变。观察范围是食管、胃、十二指肠球部,拍摄帧数最好是30~40帧[3]。常用的胃内观察方法主要有A法和B法2种。A法是从贲门部开始依次观察至幽门环,在翻转观察中返回到贲门的方法;B法是进入胃内后直接进到幽门环经转向观察回到贲门,错开转弯处进行观察的方法。本院根据基于A法自编的手册统一了观察、拍摄顺序。下面介绍本院的拍摄顺序。

1. 食管的拍摄(图2)

通过鼻腔插入到下咽部后,在左主支气管压迫处开始进行拍摄。以5cm左右的间隔,参考部位

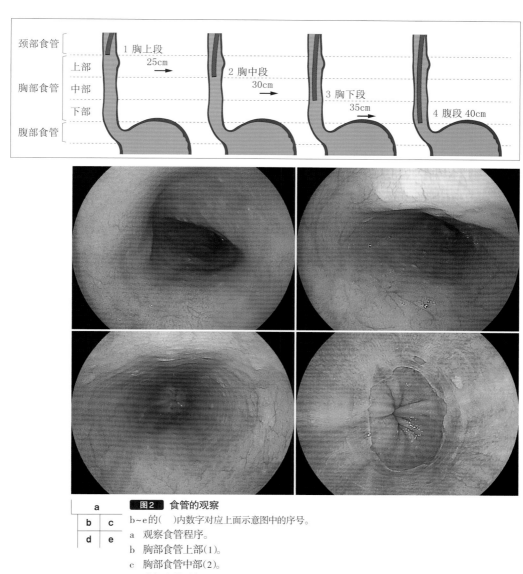

a		**图2** 食管的观察
b	**c**	b~e的（ ）内数字对应上面示意图中的序号。
d	**e**	

a 观察食管程序。
b 胸部食管上部（1）。
c 胸部食管中部（2）。
d 胸部食管下部（3）。
e 胸部（4）。

标志进行拍摄。在食管胃接合部要深吸气，拍摄食管胃接合部偏移到食管一侧时的状态。对于食管癌的检查有效的是图像增强观察（image-enhanced endoscopy ; IEE）[4]，在高危病例（55岁以上，吸烟、饮酒、Flasher、头颈·食管癌既往史）[5] 一般用普通光和IEE，进行谨慎观察。

2. 胃·十二指肠的拍摄

清洗好胃后，从前庭部开始到胃体部·胃底穹隆部充气，同时拔出内镜。胃部均匀膨胀成适合观察的形状。基本上采用俯视观察，将内镜的轴调整

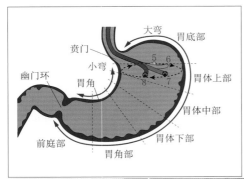

图3 胃体上部(后壁·大弯·前壁·小弯)的观察

b~e的( )中数字对应示意图中的序号。

a 观察胃体上部的顺序。
b 胃体上部后壁(5)。
c 胃体上部大弯(6)。
d 胃体上部前壁(7)。
e 胃体上部小弯(8)。

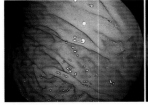
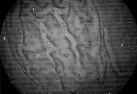
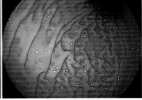
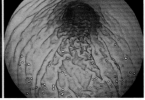

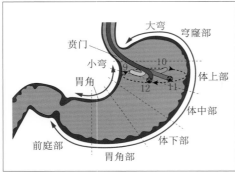

图4 胃体中部(后壁·大弯·前壁·小弯)的观察

b~e的( )中数字对应示意图中的序号。

a 观察胃体中部的顺序。
b 胃体中部后壁(9)。
c 胃体中部大弯(10)。
d 胃体中部前壁(11)。
e 胃体中部小弯(12)。

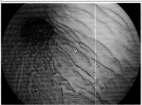
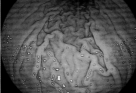
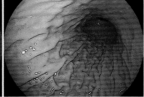
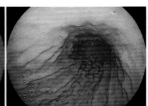

到小弯侧12点方向、大弯侧6点方向,从4个方向(大弯、前壁、小弯、后壁)进行拍摄[6]。

观察、拍摄胃底穹隆部~胃体上部(**图3**)、胃体中部~胃体下部(**图4,5**)、前庭部(**图6**)。进入前庭部时,就诊者会感到痛苦,因此应边吸边插入。另外,俯视拍摄中,大多后壁一侧会呈切线视角,要向右捻动内镜轴,尽量正面观察。

接着是在胃角部的仰视拍摄,从胃角部向胃体下部、胃体上部小弯周边,尽量以左右视角正面观察前后壁(**图7,8**)。观察贲门部时,要意识到这是容易遗漏的部位,注意晕影的发生,边观察边拍摄(**图9**)。最后,边抽出胃内空气边动态观察小弯后壁方向,并观察十二指肠球部和降部(**图10**)。

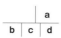

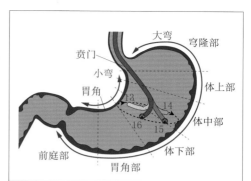

图5 胃体下部(前壁·大弯·后壁)的观察

b~d的( )中数字对应示意图中的序号。

a 观察胃体下部的顺序。

b 胃体下部前壁(13)。

c 胃体下部大弯(14)。

d 胃体下部后壁(15)。

e 胃体下部小弯(16)。

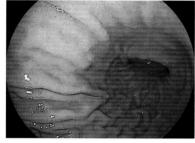 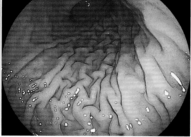 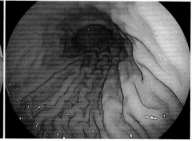

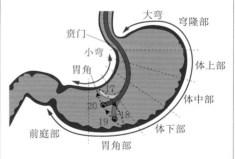

图6 前庭部(前壁·小弯·后壁·大弯)的观察

b~e的( )中数字对应示意图中的序号。

a 观察前庭部的顺序。

b 前庭部前壁(17)。

c 前庭部小弯(18)。

d 前庭部后壁(19)。

e 前庭部大弯(20)。

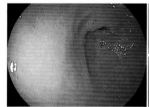 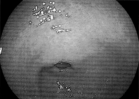 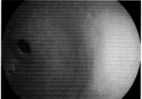 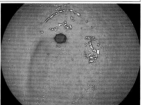

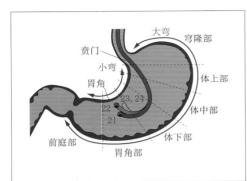

a		
b	c	d

图7 胃角部(前壁·小弯·后壁)的观察

b~d的(　)中数字对应示意图中的序号。

a　观察胃角部的顺序。

b　胃角部前壁(21)。

c　胃角部小弯(22)。

d　胃角部后壁(23，24)。

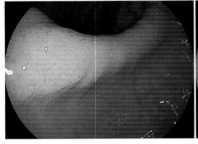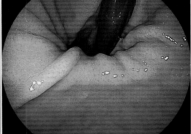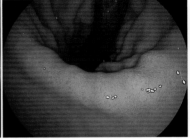

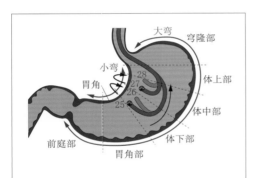

a		
b	c	d	e

图8 胃体下部~胃体中部小弯周围的观察

b~e的(　)中数字对应示意图中的序号。

a　观察胃体下部~中部小弯的顺序。

b　胃体下部后壁(25)。

c　胃体下部前壁(26)。

d　胃体中部后壁(27)。

e　胃体中部前壁(28)。

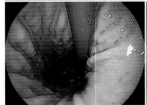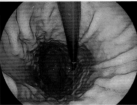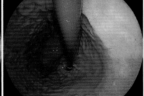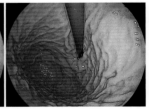

观察·拍摄要点

1. 输送足量气体(图11)

如果空气量少,在大弯褶皱多的部位很难查找病变,尤其是在胃体部大弯区域。因此,必须输送足量的气体使褶皱和褶皱之间分离开。[病例1,图11]是胃体中部大弯的MALT(mucosa-associated

	a	
b	c	d
e	f	

图9 穹隆部·贲门部周边的观察

b~f的( )中数字对应示意图中的序号。

a 观察穹隆部·贲门部周边的顺序。

b 穹隆部·贲门部全景(29)。

c 贲门部前壁(30)。

d,e 贲门部小弯(31, 32)。

f 贲门部后壁(33)。

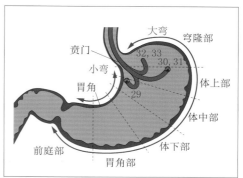

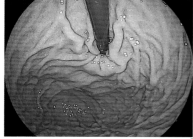
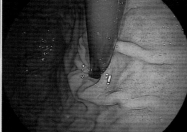
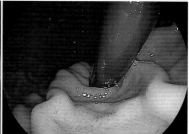

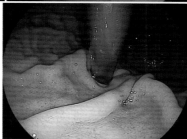
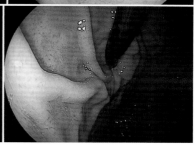

	a	
b	c	d

图10 幽门环·十二指肠球部·降部的观察

b~d的( )中数字对应示意图中的序号。

a 观察胃体上部的顺序。

b 幽门环(34)。

c 十二指肠球部(35)。

d 下行脚(36)。

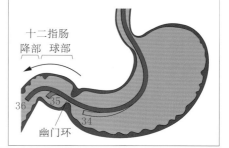

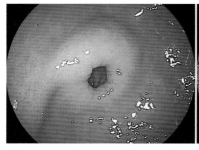
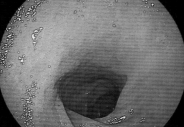
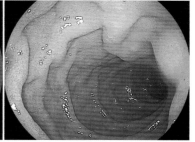

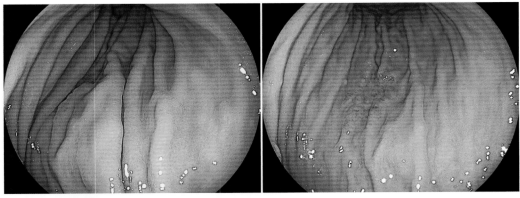

图11 ［病例1］胃体中部大弯的MALT淋巴瘤病例

a　气体量不足褶皱重叠,难以查找病变。
b　足量气体下可以找出病变。

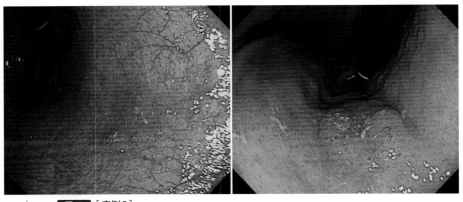

图12 ［病例2］

a　胃体中部小弯处可见血管透见不良的发红黏膜。
b　减少空气量,能够进一步识别出伴有边缘隆起的0~IIc型病变。

lymphoid tissue)淋巴瘤病例。气体量少时,褶皱和褶皱重叠,很难查找病变(图11a),通过输送足量的气体就可以找出病变(图11b)。

2. 调整通气量再观察・拍摄

根据病变部位及肉眼形态,调整通气量,使病变更容易被找到。在[病例2,图12]中,胃体中部小弯处可见血管透见不良的发红黏膜(图12a)。减少气体量,能够更容易识别出伴有边缘隆起的0~

IIc型病变(图12b)。

3. 注意难以观察的部位(贲门部,胃体下部~胃角部后壁周边)

在贲门部,俯视观察存在困难,仰视观察变得很重要。贲门部前壁利用左视界,后壁利用右视界。[病例3,图13]是贲门部前壁凹陷性病变的内镜图像。左右视界均衡时呈如图13a的图像,而最大限度地利用左视界时,可以前视病变(图13b)。

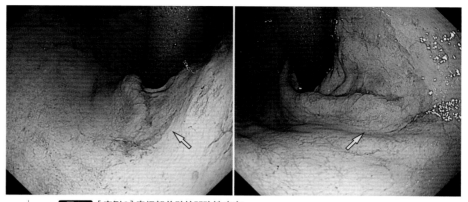

a	b

图13 ［病例3］贲门部前壁的凹陷性病变
a 左右视界均衡的观察。淡红色凹陷性病变（黄色箭头）。
b 最大限度利用左视界，可以前视观察病变。

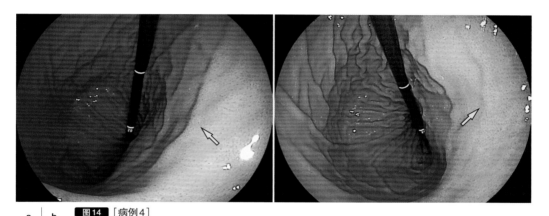

a	b

图14 ［病例4］
a 左右视界均衡的普通光观察。黄色箭头所指之处在a,b中是同一部位。
b 利用左视界，可以前视观察病变。

在胃体下部后壁的观察中，俯视、仰视都是切线视角，难以观察。这种情况左视界也有用。［**病例4，图14**］的黄色箭头所指的是a,b两图像中胃体下部后壁的同一部位。**图14a**是左右视界均衡的普通光观察。利用左视界时，可以前视观察病变（**图14b**）。

结语

本文介绍了胃镜筛查的现状及预处置、观察方法。包括经鼻内镜在内的内镜检查的目的是，不遗漏病变的情况下有效观察、拍摄整个胃。为此，在掌握患者背景信息和容易成为死角的部位的基础上，进行灵活的观察、拍摄很重要。

参考文献

[1] 国立がん研究センターがん予防・検診研究センター. 有効性評価に基づく胃がん検診ガイドライン2014年度版. 2015

[2] 日本消化器がん検診学会対策型検診のための胃内視鏡検診マニュアル作成委員会(編). 対策型検診のための胃内視鏡検診マニュアル. 南江堂, 2017

[3] 蘇原廣明, 山下由紀子, 八木茂, 他. 偽陰性率からみた多施設内視鏡胃がん個別検診の適切な撮影枚数の検討. 日消がん検診誌 48:355-361, 2010

[4] Muto M, Minashi K, Yano T, et al. Early detection of superficial squamous cell carcinoma in the head and neck region and esophagus by narrow band imaging:a multi center randomized controlled trial. J Clin Oncol 28:1566-1572, 2010

[5] 横山顕, 大森泰. 食道癌扁平上皮癌のハイリスクグループ. 日消誌 110:1745-1752, 2013

[6] 長浜隆司. 経鼻内視鏡によるスクリーニング─私はこうしている. 胃と腸 47:967-971, 2012

Summary

Technical Tips for an Observational Procedure for Stomach Mass Examination in a Regional Community-based Screening ─Transnasal Endoscopy

Yuzo Toyama[1], Ryuji Nagahama,
Hidemitsu Nishizawa, Ryohei Ugaji,
Yuji Matsumura, Terushige Yamamoto,
Shingo Asahara

Recently, transnasal endoscopy has met the growing demand for stomach mass examination in regional community-based screening. In this article, pretreatment procedures and technical tips for transnasal endoscopy are outlined. When choosing the route and pretreatment of nasal endoscopy, a physician should always take into account the careful operation of a flexible tube to reduce the risk of an accident and decrease the pain that a patient may feel during the procedure. Endoscopic examination, including transnasal endoscopy, should employ an appropriate volume of air and visualize the entire range of the stomach to avoid overlooking any lesion. Also, an adequate number of photographs is required, and between 30 and 40 photographs is suggested per person because it is difficult to review more than 40 photographs and less than 30 photographs may provide an incomplete assessment. It is critical to understand that the outcome of transnasal endoscopy strongly depends on the visualization of areas that are difficult to reach and on the appropriate adjustment of the air volume.

[1] Department of Gastroenterology, Chiba Tokushukai Hospital, Funabashi, Japan

从胃镜筛查中的漏检病例看观察拍摄技巧

入口 阳介 [1]

小田 丈二

水谷 胜

冨野 泰弘

山里 哲郎

依光 展和

园田 隆贺

岸 大辅

大村 秀俊

桥本 真纪子

大岛 奈奈

并木 伸 [2]

今村 和广 [3]

山村 彰彦 [4]

细井 董三 [1]

摘要●本中心自2008年4月起引进了可有效避免漏检的筛查性胃部内镜观察37枚法。为了理清其成效和存在问题,以过去8年间发现的269例胃癌为对象,进行了临床病理组织学研究。逐年发现早期胃癌率为97.9%,隔年发现早期胃癌率为90.9%,比例很高,其病变部位在前一次内镜图像中作为目标部位已被拍摄到。另一方面,发现了8例逐年、隔年进行性癌,U区域75.0%、后壁50.0%。综上所述,本观察拍摄法可有意识地关注目标部位,拍摄胃的全部区域,因此图像精度很好,但对于没有呈现癌症典型形态学所见的病例,在查找和诊断上还需花费工夫。今后,随着积累病例提高诊断能力,可以更早做出正确的查找和诊断。

关键词　胃癌检查　内镜筛查　精度　拍摄法　观察法

[1] 东京都癌症筛查中心消化内科　〒183-0042东京都府中市武藏台2丁目9-2
E-mail：yosuke_iriguchi@tokyo-hmt.jp
[2] 东京都立多摩综合医疗中心消化内科
[3] 同　外科
[4] 东京都癌症筛查中心检查科

前言

　　胃癌筛查正在迎来变革时期。在2015年9月29日厚生劳动省公布的《癌症筛查研讨会中间报告书》[1]中,"将筛查方法定为胃X线检查或胃内镜检查。内镜筛查以50岁以上者为对象,每2年查1次,X线筛查暂时也可以针对40多岁者每年查1次"[1]。到目前为止的群体性胃癌筛查虽然在长期实践中被认为只有X线筛查有效,但其实内镜筛查也有效,因此有可能引进。所以,构建在全国任何地方接受检查都既安全精度又高的内镜筛查体制是非常有必要的[2]。本中心在2006年4月引进档案系统(filing system)后对拍摄张数的限制没有了,有必要制定有效避免漏检的筛查性内镜观察拍摄法,因此通过视频·图片研究了观察拍摄不理想的部位及过去7年间累计发现的279例胃癌的临床特征,制定了胃部内镜观察37枚法。为明确其拍摄法的有用性,对漏检案例进行了临床病理学分析,研究了今后进一步提高精度的对策[3-11]。

方法

　　为了明确本中心胃内镜观察37枚法的有用

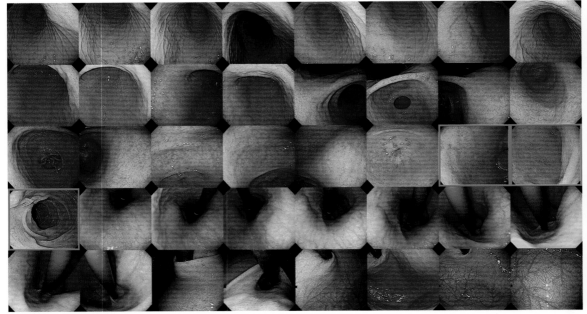

图1 本中心的胃部内镜观察37枚法（2008年4月～）

确认分界线后，将探头引到近端从胃体上部后壁开始检查。输入空气后确认大弯是否伸展，再按顺时针方向观察后壁、大弯、前壁、小弯。翻转观察贲门部，确认SCJ。

pharynx：3, esophagus：5, stomach：37, duodenum：3（mean：7m10s）。加蓝色框的3张是十二指肠。

性，以269例在2008年4月～2016年3月的8年期间发现的胃癌为对象，研究了①前一次内镜图像中是否拍摄到病变部位，②前一次检查到发现的检查间隔和浸润程度的关系，③2年内累积发现进行性癌的部位。下面介绍本中心的胃部内镜观察37枚法（图1）。

1. 胃部内镜观察37枚法的程序

本中心在2006年3月之前一直用胶片拍摄40枚法，自从2006年4月开始引进档案系统后，有必要建立高效的可覆盖整个胃的观察拍摄法。因此，研究了在视频和图片中观察拍摄不理想的部位及过去1999年4月～2006年3月这7年间累计发现的279例胃癌的临床特征（[病例1～7]，图2），根据研究结果制定了胃部内镜观察37枚法，从2008年4月开始采用。其操作程序如下所示。

①食管胃接合部：为了能够很好地观察到SCJ（squamo columnar junction），拍摄时要让患者

深吸气（[病例1]，图3）。

②俯视观察胃体部，确认分界线，分界线是从胃体上部到中部，因此将探头轻微引向近端，从胃体上部后壁开始进行观察。稳定住轴，使小弯在上、大弯在下、前壁在左、后壁在右，这时需要能够观察到褶皱间隙的气体量（[病例2]，图4）。因爆发状胃及胃体部大弯膨胀而难以观察时，将体位换成仰卧位，使气体从fornix（穹隆）转移到胃体部，就可以展开胃体部。以小弯、大弯为中心，对比观察左右侧（前壁、后壁）的黏膜表面及褶皱所见（[病例3]，图5）。俯视观察时，一点一点插入，上下左右移动视界按顺序拍摄，这样会减少操作盲点。因内镜移动幅度小，就诊者的咽部不适感也会很少。胃体中下部～胃角部后壁呈切线方向，容易出现观察不良，因此要注意这些部位（[病例4]，图6）。

③胃角的观察顺序是前壁→小弯→后壁，前庭部是后壁→大弯→前壁→小弯，胃角里是小弯

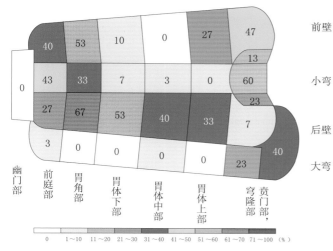

幽门部	前庭部	胃角部	胃体下部	胃体中部	胃体上部	穹窿部，贲门部	
	40	53	10	0	27	47	前壁
						13	
0	43	33	7	3	0	60	小弯
						23	
	27	67	53	40	33	7	后壁
	3	0	0	0	0	23	40	大弯

图2 视频、图像均观察不理想的频率(%)

胃角部后壁、胃体部后壁、贲门部小弯、胃体上部前壁、胃前庭部小弯容易出现观察不良的情况。

〔引用自：细井董三（编）．不遗漏·不忽略的标准胃内镜检查．医学书院，p 24, 2009, 部分修改〕

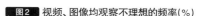

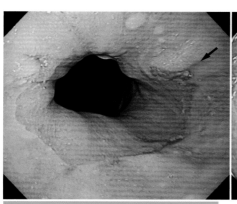 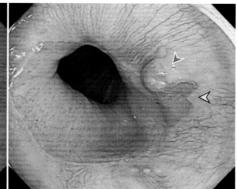

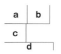

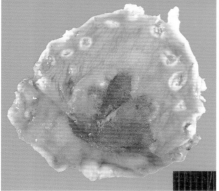

图3 ［病例1］

a 发现2年前的内镜图像（深吸气）。反流性食管炎洛杉矶分型Grade M。在右壁SCJ远端可见伴有小白苔的发红黏膜（黑色箭头）。

b 发现时的内镜图像（深吸气）。正在内服PPI（proton pump inhibitor, 质子泵抑制剂）。可清晰地观察到食管栅状血管，反流性食管炎得到改善。可见右壁远端发红的小结节状隆起（红色箭头）和后壁周边平皿状隆起（黄色箭头）。

c ESD（endoscopic submucosal dissection, 内镜黏膜下剥离术）切除标本。

d 病理组织图像。病理组织诊断：well differentiated tubular adenocarcinoma of the stomach, ESD, pType 0 ~ Ⅱa + Ⅱc, T1a（M）, 17mm×15mm, tub1 > tub2 > por, mixed type, medullary, INFa, Ly0, V0, HM0, VM0.

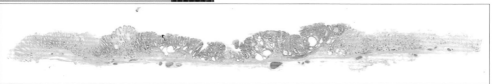

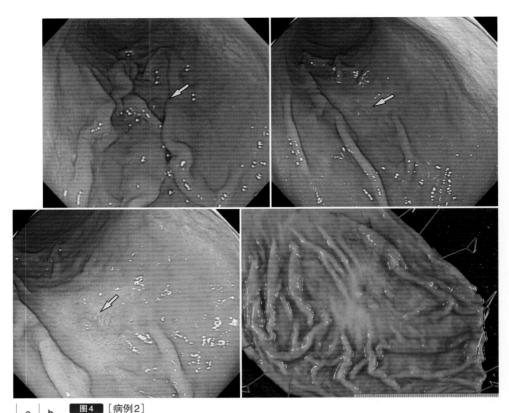

|a|b|
|c|d|

图4 ［病例2］

a　发现2年前的内镜图像（气体量不足）。胃体部大弯的褶皱间隙可见颗粒（黄色箭头），但因气体量不足，无法很好地观察褶皱间隙。

b　发现时的内镜图像（充足的气体量）。因气体量充足，能够观察到胃体部大弯的褶皱间隙，可见褶皱集中和中断之处。在其中央部位可见2年前也观察到了的小颗粒（黄色箭头）。

c　发现时的内镜图像（充足的气体量）。可见边界有些不清晰的褪色的黏膜区域（黄色箭头）。

d　幽门旁胃切除术新鲜切除标本。在胃体中部大弯处褶皱消失，可见褪色的凹陷性病变。病理组织诊断：signet-ring cell carcinoma（sig > tub2 > por2）of the stomach, M, Gre-Post, pType 0～Ⅱc, T1b（SM），54mm×48mm, INFb, Ly1, V0, pN1（+）。

前后壁（［病例5］，图7），然后是幽门环。

④十二指肠：球部观察顺序是前壁→后壁，之后是十二指肠降部。

⑤探头返回胃内，拍摄前庭部整体图像。

⑥胃体部的翻转观察时，按胃体下部、中部、上部（小弯→前壁→后壁）的顺序观察。

⑦贲门部：按前壁→小弯→后壁→大弯的顺序观察，在贲门部小弯处确认SCJ（［病例6］，图8）。

⑧从贲门部大弯轻轻插入探头，观察fornix全貌，边拔出边翻转，观察fornix大弯。边确认胃

体部～胃角大弯边插入，边确认后壁边清除气体并拔出探头。

内镜检查能做活检，因此可以通过病理组织诊断最终确认，但如果仅依赖活检病理诊断，会出现活检假阴性病例。归根结底，图像诊断和活检病理诊断两者都做对于得出正确的诊断结论很重要（［病例7］，图9）。

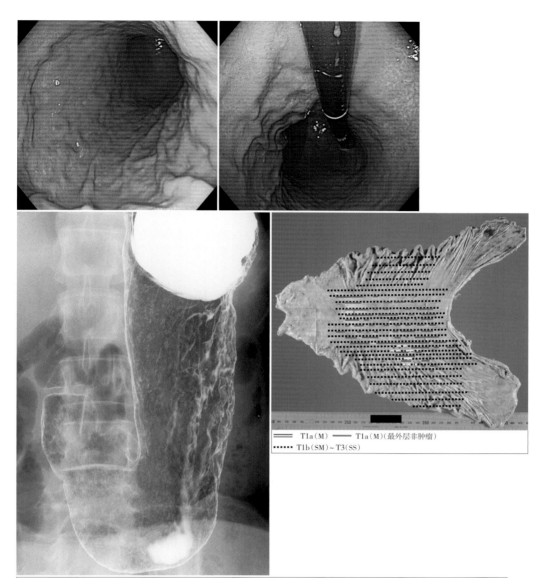

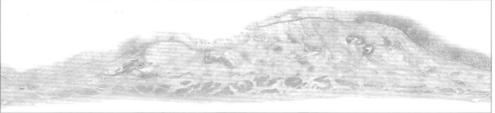

a	b
c	d
	e

图5 [病例3]

a 发现时的内镜图像。保持小弯在上、大弯在下的状态下进行观察, 对比前后壁的褶皱, 发现后壁的褶皱更多。可见伴有癌细胞浸润到黏膜下层以下的变化。

b 发现时的内镜图像(充足的气体量)。翻转观察中, 胃体中部后壁的褶皱丰富, 其中可见发红的凹陷病变。

c X线造影图像。胃体中部后壁呈现褶皱中断及周围的褶皱粗大不规整走向。

d 胃全切除固定标本(示意图)。

e 病理组织图像。病理组织诊断: signet-ring cell carcinoma of the stomach, total gastrectomy: MUL, Circ, pType 4, pT3(SS), 225mm×170mm, (sig > por2 + muc), gastric foveolar type, scirrhous type, INFc, Ly1, V0, pN0, Ul-Ⅱs.

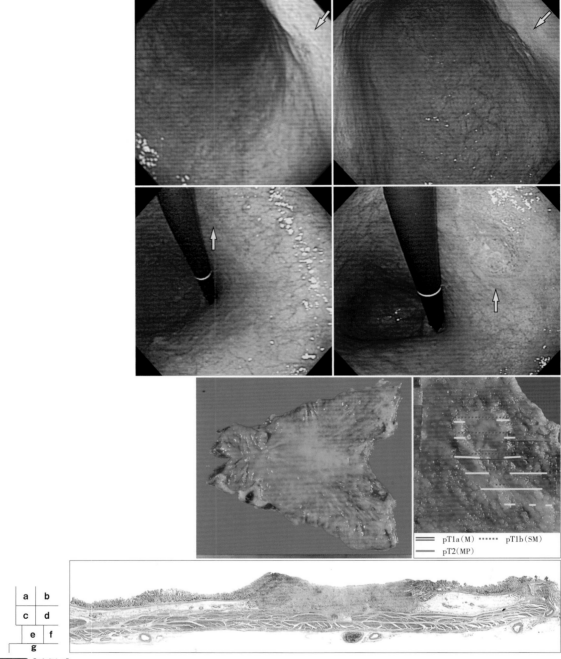

图6 ［病例4］

a 发现1年前的内镜图像（胃体中部后壁、观察不良部位）。胃体中部后壁，切线方向可见发红的陷凹（黄色箭头），但未做活检。

b 发现时的内镜图像（胃体中部后壁）。胃体中部后壁的陷凹明显，可见溃疡形成（黄色箭头）。

c 发现1年前的内镜图像（胃体中部后壁、观察不良部位）。胃体中部后壁，可见隐藏在探头阴影下的发红黏膜（黄色箭头）。

d 发现时的内镜图像（胃体中部后壁）。胃体中部后壁处可见伴有溃疡的增厚，0～Ⅲ+Ⅱc型病变（黄色箭头）。利用左右视界从前壁周边观察，可实施更正面的观察拍摄。

e 幽门旁胃切除术新鲜切除标本。

f e的示意图。

g 病理组织图像。病理组织诊断：moderately tubular adenocarcinoma of the stomach, distal gastrectomy：M, Post, pType 0～Ⅲ+Ⅱc, pT2（MP），36mm×18mm，（tub2＞por），gastric foveolar type, INFb, Ly1, V1, pN0, Ul–Ⅱs.

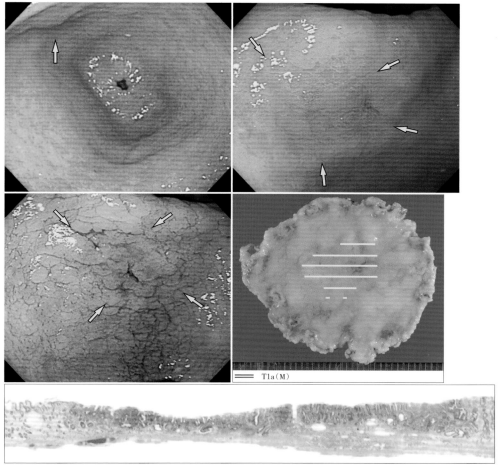

a	b
c	d
e	

图7 ［病例5］

　a　发现1年前的内镜图像(胃角内部)。切线方向可见隆起(黄色箭头)。虽作为前庭部整体图像拍摄的，但有必要将探头压下抬高角度以正面观察胃角内部。

　b　发现时的内镜图像(胃角内部, 正面视角)。胃角内部可见轻微发红的凹陷性病变(黄色箭头)。

　c　发现时的靛蓝洋红染色内镜图像(胃角内部正面图像)。可见部分视界不清晰的黏膜欠光滑区域(黄色箭头)。

　d　ESD标本(示意图)。

　e　病理组织图像。病理组织诊断：well differentiated tubular adenocarcinoma of the stomach, pType 0 ~ Ⅱc + Ⅱa, T1a(M), 15mm×12mm, Ly0, V0, pHM0, pVM0, UL0.

结果

1. 胃部内镜观察37枚法的研究

1）前一次内镜图像中拍摄到病变部位了吗

　　269例胃癌全部在前一次内镜图像中, 作为观察目标拍摄到病变部位了。

2）前一次检查到发现时的检查间隔与浸润深度的关系（表1）

　　前一次检查到发现时的时长, 不到1年6个月的有196例, 早期胃癌率97.9%(黏膜内癌率78.1%), 1年6个月以上至不到2年6个月的有44例, 早期胃癌率90.9%(黏膜内癌率70.4%), 2年6个月以上至不到3年6个月的有17例, 早期胃癌率

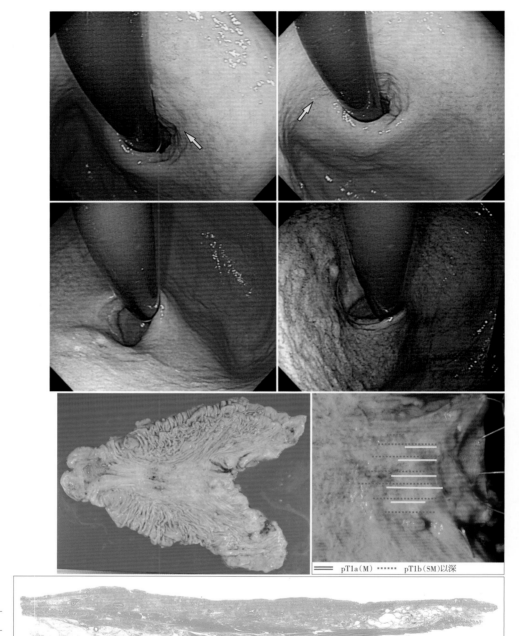

图8 ［病例6］

a 发现1年前的内镜图像（贲门部小弯、观察不良部位）。无贲门部小弯的近距离观察（黄色箭头）。

b 发现1年前的内镜图像（贲门部小弯、观察不良部位）。病变被探头遮挡（黄色箭头）。

c 发现时的内镜图像（贲门部小弯、观察不良部位）。从贲门部小弯观察，可见增厚的发红凹陷性病变。

d 发现时的内镜图像（靛蓝洋红色染色图像）。通过染色，发现陷凹周围也有病变扩散。肉眼型为0～Ⅱc＋Ⅱa型。

e 胃全切术新鲜切除标本。

f 胃全切术半固定标本（示意图）。

g 病理组织图像。病理组织诊断：moderately to poorly differentiated tubular adenocarcinoma of the stomach, pType 0～Ⅱc, pT3（SS），46mm×32mm, tub2＋por, Ly2, V1, pN0.

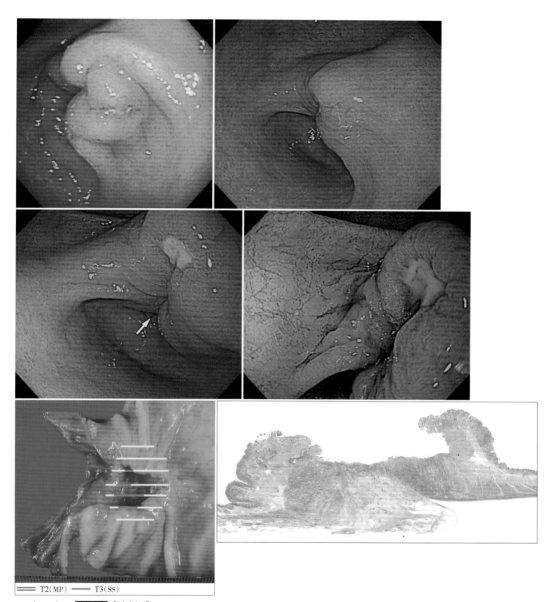

a	b
c	d
e	f

图9 ［病例7］

a　发现1年前的内镜图像(幽门部后壁活检假阴性)。在前庭部后壁蜿蜒分布着褶皱,可见伸展不良和糜烂。做了活检,但呈阴性。

b　发现时的内镜图像(前庭部后壁)。前庭部后壁可见黏膜下肿瘤样隆起及中间部位形成溃疡。

c　发现时的内镜图像(前庭部后壁)。顶端可见因伴有溃疡的黏膜下肿瘤造成的伸展不良。远端也有溃疡存在(黄色箭头)。

d　发现时的靛蓝洋红染色内镜图像。可见顶部的溃疡在远端深染,伸展不良。

e　幽门旁胃切除术(新鲜切除标本)示意图。从前庭部到幽门环,可见不整齐的深层溃疡。

f　病理组织图像。仅在近端溃疡边缘的狭小范围的黏膜中发现癌病变。难以准确活检有癌部分。病理组织诊断: moderately differentiated tubular adenocarcinoma of the stomach, pType2, pT3(SS), 45mm×25mm, tub2 > por, Ly2, V2, pN2, pHM0, pVM0.

表1 前一次内镜检查后经过的时间与浸润深度的关系
（2008年4月~2016年3月，n=269）

浸润深度	前一次检查后经过年数				
	1年	2年	3年	4年	5年
M	153	31	7	4	5
SM	39	9	5	3	
MP	3	3	3		
SS	1	1	2		
SE					
合计	196	44	17	7	5

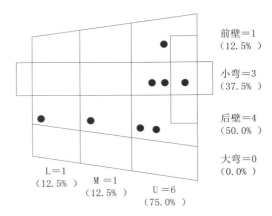

图10 累积发现进行性癌（2年以内）的部位

70.5%（黏膜内癌率41.2%），不到2年6个月的早期胃癌率超过了90%。不到2年6个月的病例中也发现了8例进行性癌。3年6个月以上（4年，5年）的病例12例全部是早期胃癌，其中10例是表面隆起型0~Ⅱa病变，进展缓慢。

3）8例2年以内的进行性癌的部位（**图10**）

U区域有6例最多，后壁有4例。在U区域，发现癌症时，早期胃癌在肉眼下呈类似进行性癌的的形态。

分析

群体性筛查的目的是减少对象群体的死亡率，关键是向就诊者提供安全且精度高的筛查[12-14]。然而现实情况是，上部（消化道）内镜检查的精度在很大程度上由医师个人能力所决定，观察拍摄法也按检查机构或检查医师自己的方法实施。但是，前述的中间报告书[1]指出，内镜筛查也体现了作为群体性筛查的高效性，因此居民对它的期望很大，尤其是以城镇为中心逐渐在扩大。引进内镜筛查时，地方自治体及医师学会充分研究了精度管理，都确定了各自的观察拍摄法，对于观察拍摄不够好的医师通过出示黄牌等方式促使其专研业务努力提高精度。而且，近年来，假阴性癌、漏检案例等问题作为筛查的负面影响偶尔会出现在舆论当中，因此计划将开展内镜筛查的医师们呼吁，希望制定一个能够安心做检查的可成为全国统一标准的观察拍摄法。

本中心于2008年4月制定了胃部内镜观察37枚法，引进时对容易发生观察不良的部位（**图1,10**）和所见的病例（[**病例1~7**]）有了一定理解。于是，针对2008年4月~2016年3月这过去的8年间发现的269例胃癌，对病变部位在前一次内镜图中是否也被拍到，而且前一次内镜图中是否有可能找出异常所见进行了研究。研究结果是，本拍摄法可以观察拍摄胃的所有部位，复核时及研究查找诊断异常所见时有用（[**病例8,9**]，**图11,12**）。今后，继续积累存在形成癌症形态特征之前的细微异常所见的病例，也许能够更早更准确地查出胃癌。

因此，为了在全国任何地方都能提供精度好的筛查，作为基本准备必须尽早制定观察拍摄法，研究整理对提高准确查找诊断能力有用的异常所见，进而组织研究培训[15-17]。

结语

内镜筛查具备可作为群体性筛查的高效性，因此胃癌筛查迎来了有X线筛查和内镜筛查这2种图像诊断方法可供选择的转变期，随着 H.

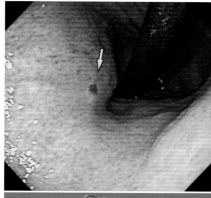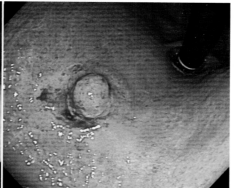
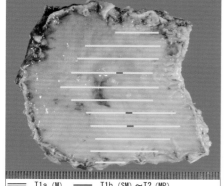

| | T1a（M） | T1b（SM）～T2（MP） |

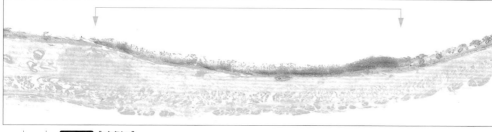

a	b
c	
d	

图11［病例8］

a 发现1年前的内镜图像（胃体中部小弯）。胃体中部小弯处可见周围伴有褪色黏膜的血管扩张（黄色箭头）。诊断为telangiectasia（圆形红斑），未行活检术。

b 发现时的内镜图像。胃体中部小弯处可见0～Ⅰ型隆起和周围褪色的陷凹。

c 胃部分切除术固定标本（示意图）。

d 病理组织图像。病理组织诊断：poorly differentiated adenocarcinoma of the stomach, pType 0～Ⅱc ＋Ⅱb＋Ⅰ, pT2（MP）, 50mm×45mm, por＞sig, Ly2, V2.

pylori（Helicobacter pylori）除菌治疗的扩大，全年龄段的除菌者数量正在急增。甚至，年轻人的*H.pylori*感染率下降到非常低的水平，胃癌的周边环境进一步发生了巨大变化。今后，构建在医师资源及费用等方面符合地方实际情况的新的胃癌筛查模式很重要[18-20]。

参考文献

[1] 厚生労働省がん検診のあり方に関する検討会. がん検診のあり方に関する検討会中間報告書. 平成27年9月. http://www.mhlw.go.jp/file/05-Shingikai-10901000-Kenkoukyoku-Soumuka/0000098765.pdf（2018.6.8.last accessed）

[2] 日本消化器がん検診学会対策型検診のための胃内視鏡検診マニュアル作成委員会（編）. 対策型検診のための胃内視鏡検診マニュアル. 南江堂, 2017

[3] 細川治, 服部昌和, 武田孝之, 他. 胃がん拾い上げにおける内視

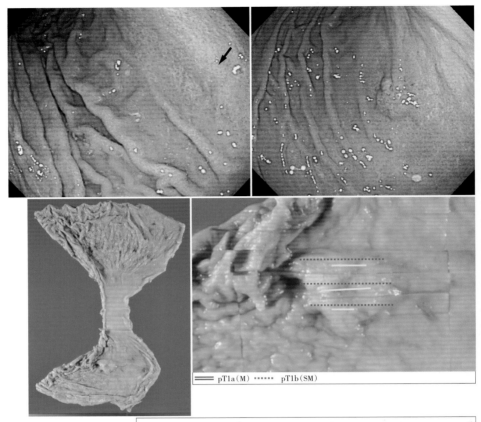

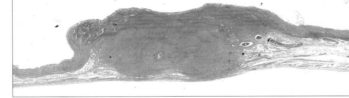

图12 [病例9]

a　发现2年前的内镜图像(胃体中部后壁, 糜烂)。胃体中部后壁处可见周围发红明显的小糜烂(箭头)。

b　发现时的内镜图像。胃体中部后壁处可见伴有黏膜下肿瘤样隆起的凹陷性病变。

c　贲门旁胃切除术固定标本。

d　c的示意图。

e　病理组织图像。病理组织诊断：carcinoma with lymphoid stroma of the stomach, proximal gastrectomy U, post, pType 0～Ⅱa(or Ⅰ) + Ⅱc, pT1b2(SM2, 5 440μm), 18mm×18mm, por>tub2, null type, Ly1, V2, UL0, medullary, INFa.

鏡検査の精度. 日消がん検診誌 42:33-39, 2004

[4] 萩原廣明, 山下由起子, 八木茂, 他. 偽陰性率からみた多施設内視鏡胃がん個別検診の適正な撮影枚数の検討. 日消がん検診誌　48:355-361, 2010

[5] Kawamura T, Wada H, Sakiyama N, et al. Examination time as a quality indicator of screening upper gastrointestinal endoscopy for asymptomatic examinees. Dig Endosc　29:569-575, 2017

[6] 吉村理江, 志賀典子, 吉村大輔, 他. 経鼻内視鏡スクリーニング

における胃癌偽陰性の検討. 胃と腸　47:948-956, 2012

[7] 満崎克彦, 福永久美, 采田憲昭, 他. 胃内視鏡検診における偽陰性例の検討. 日消がん検診誌　46:202-209, 2008

[8] 原田直彦, 平川克哉, 北川晋二. 福岡市胃がん内視鏡個別検診の現状. 日消がん検診誌　53:801-809, 2015

[9] 大野健次, 高畠一郎, 桐山正人, 他. 陽性反応的中度と癌発見率からみた胃内視鏡多施設検診における至適生検率についての検討. 日消がん検診誌　49:613-617, 2011

[10] 加藤勝章, 千葉隆士, 島田剛延, 他. 胃がん検診で求められるス

クリーニング内視鏡検査の精度管理. Gastroenterol Endosc 58:2251-2261, 2016

[11] 平澤俊明, 河内洋, 藤崎順子(監). 通常内視鏡観察による早期胃癌の拾い上げと診断. 日本メディカルセンター, 2016

[12] 成澤林太郎, 小越和栄, 加藤俊幸, 他. 内視鏡検診の現状と課題—コホート研究を踏まえて. 胃と腸 50:1030-1040, 2015

[13] 渋谷大助. 内視鏡検査の偽陰性とその対策・検査精度. 日本消化器がん検診学会胃内視鏡検診標準化研究会(編). 胃内視鏡検診マニュアル. 医学書院, pp 25-36, 2010

[14] Hamashima C, Ogoshi K, Narisawa R, et al. Impact of endoscopic screening on mortality reduction from gastric cancer. World J Gastroenterol 21: 2460-2466, 2015

[15] 川田和昭, 小林秀昭, 吾川弘之, 他. 経鼻内視鏡スクリーニングの実態と問題点—人間ドックの立場から. 胃と腸 47:917-926, 2012

[16] 小林正夫, 三崎文夫, 富田照見. 胃癌検診における経鼻的胃内視鏡検査の現況. 日消がん検診誌 44:623-630, 2006

[17] 江原浩司, 関口利和, 中野正美, 他. 太田市胃がん内視鏡検診の現状と課題. 日消がん検診誌 56:281-291, 2018

[18] 春間賢(監). 胃炎の京都分類. 日本メディカルセンター, 2014

[19] 間部克裕. 日本における内視鏡検診の実態調査. 日本消化器内視鏡学会(編). 上部消化管内視鏡スクリーニング検査マニュアル. 医学図書出版, pp 2-7, 2017

[20] 赤松泰次, 市川真也, 奥平貞英, 他. ヘリコバクター・ピロリ感染症の学校検診への導入. 日ヘリコバクター会誌 14:7-11, 2012

Summary

Endoscopic Observation Method Based on the Assessment of False−negative Patients with Gastric Cancer in Gastroscopic Screening

Yosuke Iriguchi[1], Johji Oda,
Masaru Mizutani, Yasuhiro Tomino,
Tetsuro Yamazato, Nobukazu Yorimitsu,
Takayosi Sonoda, Daisuke Kishi,
Hidetoshi Ohmura, Makiko Hashimoto,
Nana Ooshima, Shin Namiki[2],
Kazuhiro Imamura[3], Akihiko Yamamura[4],
Tozo Hosoi[1]

Since April 2008, the center has introduced the precise screening endoscopy observation photographing 37−seets method. In the last 8 years, we clinicopathologically reviewed 269 cases of gastric cancer. Initially, the early gastric cancer incidence rate was 97.0%, which later decreased to 90.9%. In the final endoscopic image, the lesion was photographed as the all−example target site. Conversely, eight patients with advanced gastric cancer were diagnosed every year, with high rates of U area (75%) and posterior wall (50%).

Our findings suggest that this endoscopic method offers good image accuracy. Nevertheless, future consideration is necessary to ascertain the diagnostic accuracy.

[1] Department of Gastroenterology, Tokyo Metropolitan Cancer Detection Center, Tokyo

[2] Department of Gastroenterology, Tokyo Metropolitan Tama Medical Center, Tokyo

[3] Department of Surgery, Tokyo Metropolitan Tama Medical Center, Tokyo

[4] Department of Pathology, Tokyo Metropolitan Cancer Detection Center, Tokyo

座谈会

群体性胃镜筛查的现状及存在问题

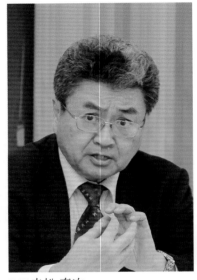

〔主持〕赤松 泰次
长野县立信州医疗中心内镜中心

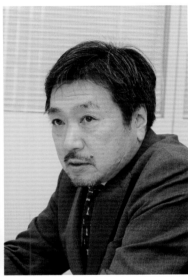

〔主持〕长浜 隆司
千叶德洲会医院消化内科

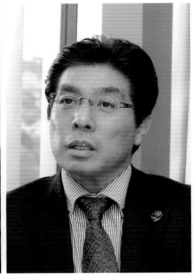

入口 阳介
东京都癌症筛查中心消化内科

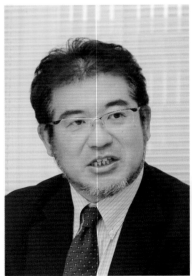

幸田 隆彦
幸田诊所

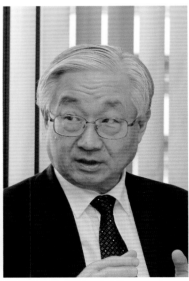

成泽 林太郎
新潟县立癌症中心新潟医院消化内科

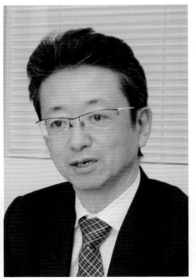

平川 克哉
福冈红十字医院消化内科

赤松 今天由我和长浜先生主持会议。此次有幸邀请到了在群体性内镜筛查方面先行一步的新潟市、浜松市、福冈市的成泽先生、幸田先生、平川先生，还有2019年开始启动筛查的东京都的代表入口先生，热烈欢迎。

2016年在各种研究成果的基础上，厚生劳动省修订了《癌症预防重点健康教育及癌症筛查实施指南》，群体性筛查中也将胃内镜检查作为选项之一加了进去，各地开始了群体性内镜筛查。在批准后的约1年半时间里，有成功的地区也有存在诸多问题而未能启动的地区，因此组织了本专辑。今天，以群体性内镜筛查实施经过为引子，介绍各地区的先进做法，并探讨精度管理问题、筛查制度的近期前景。希望大家踊跃发言。

群体性内镜筛查的依据

赤松 首先，谈谈关于实施群体性内镜筛查的依据。现在已经清楚内镜筛查的有用性优于以往的X线筛查，但缺少可作为证据的依据，因此还没有将其作为群体性筛查。但近年来，新潟市及韩国发表了有关内镜筛查的依据，也在群体性筛查中将胃内镜检查作为可选项目添加了进去。现在想请成泽先生谈谈厚生劳动省《癌症筛查研讨会》的情况等。

成泽 作为内镜筛查依据的论文已收录到《基于有效性评价的胃癌筛查指南2014年度版》[1]中了，其中受到特别关注的论文是滨岛先生发表的汇总了鸟取县和新潟市数据的论文[2]。这篇论文是病例对照研究，根据其中的分析得到了相关依据。

赤松 是关于降低死亡率效果的论文吧。

成泽 是的。报告认为优势比约为0.695，36个月前至少做过1次内镜检查的话死亡率会下降约30%。而且，在我国发表的论文中，有新潟市独自进行的队列研究的数据[3]。用标准化死亡比（standardized mortality ratio；SMR）进行评价，直接X线检查和间接X线检查都会降低死亡率，但还是内镜检查的死亡率降低效果最好。

另外，韩国的数据[4]在作为指南的依据采用时该论文还没有投稿，因此没有被接受，但它是以40多岁以上的20多万人为对象的国家数据，得出的结论是降低死亡率效果明显。

指南采用资料的基本原则是，不管国内还是国外，来自同一地区的视为同一个信息，鸟取县与新潟市的数据和新潟单独数据中都含有新潟的信息，因此将其视为一项。进而以韩国的国家数据作为依据，最终判定胃镜筛查具有医学依据。

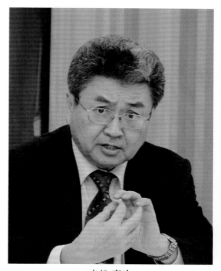

赤松 泰次

赤松 谢谢。韩国的数据是在2017年5月正式形成论文[5]的，完全可以成为依据，今后必须进一步推进群体性内镜筛查事业。

群体性内镜筛查机制

赤松 那么接下来是群体性内镜筛查的机制问题了。我想请教的是，与地方自治体的关系及数据采集方法，山区等医师力量不足的地区做了怎样的努力。我想你们是率先开始的，应该已有了明确的机制。浜松市的情况怎么样？

幸田 作为自治体，浜松市与医师学会之间签订了委托合同。合同中有包括精度管理在内的二次读片问题，发生偶发症状或不良事件时如何应对等内容。在浜松市医师学会，是由胃癌筛查委员会负责管理X线筛查业务，也包括对内镜筛查的管理。

赤松 是否需要二次读片这个问题后面也要

谈到，您是运营委员，也是内镜专科医生吧。X线造影好像没怎么提专科医生的概念……。

幸田 二次读片的读片医生，刚开始时由专科医生兼顾X线读片和内镜读片。但是，这样的话年轻人因无法进行X线读片而不能参与进来。因此专职内镜读片也成为可能。结果这样也满足不了需求，最后形成专科医生、非专科医生都参与二次读片的局面。

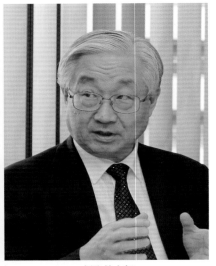

成泽 林太郎

赤松 福冈市的情况如何。

平川 几乎和浜松市一样，集中在医师学会进行二次读片。利用USB、CD-R、图像传输系统。纸质媒介也是允许的。

赤松 也包括纸质媒介啊。

平川 目前是允许的，但提交的99%是数字化影像资料。使用纸质媒介时，从二次读片中发现病变的精度有所下降，但图像质量是可以检查确认的。最近还有提交16mm胶片的，不容易进行检查确认。目前状况是几乎实现了数字化。

赤松 顺便问一下，浜松市是在网络云上管理影像资料的吗？

幸田 没有在云上，在医师学会设置了服务器。在公用网上搭建了叫作虚拟专用网络的内部网络，可以接发图像等。送来的图像及就诊者信息统一管理，实现了100%电子化。

赤松 新潟市的情况呢？

成泽 基本上与浜松市和福冈市相同，由自治体委托医师学会实施。在新潟市是以医师学会为中心，设有叫胃癌筛查研讨委员会的运营委员会，下设胃X线胶片读片和胃内镜图像读片委员会。但这两个委员会的委员并不存在交叉兼职情况。胃X线胶片读片委员会主要以放射科医生为核心，胃内镜图像读片委员会主要以内镜医生为核心进行二次读片。读片委员总共有约40人。

新潟市的筛查是两条腿走路，筛查机构或医疗机构中配有消化道内镜学会专科医生2人以上时在自己的设施内进行二次读片，没有这种条件的设施将图像汇集到医师学会每周进行1次二次读片。其比例是自己进行的约占1/4，送到医师学会进行的约占3/4。内镜检查每年有4万多例，因此在医师学会需要检查确认3万多例。

赤松 东京都已经开始了吧。

入口 在东京都，2019年决定在预算和医师学会人员充足的23个特别区全部启动内镜筛查。另一方面，在多摩地区，有些自治体像多摩市，以骨干医院多摩南部地区医院为中心，通过与医师学会医生协作已经开始实施了，还有一些如八王子市及三鹰市等，已经制定了实施计划。但是目前大多都处于讨论阶段。

赤松 我所在的长野县须高地区（须坂市·小布施町·高山村）靠近山区，须高医师学会是只有3~4名职员，也没有服务器的实力很弱的医师学会。当然，须坂市支援了他们电脑等，如入口先生所说的那样，须高医师学会也计划建立以长野县立信州医疗中心为骨干的筛查机制。后来还让满足一定条件的私人开业医生根据自愿报名参与到二次读片中。由于没有服务器，是委托公益财团法人长野县健康促进事业团进行数据管理的，在此基础上进行二次读片，计划从2018年度开始让市町村上报数据。所以，城区和山区在一些小问题上是有区别的。并不是医师学会的实力所决定的吧。

幸田 与其说是医师学会的影响力，不如说是他们有没有专科医生。不管医师学会怎么努力，如果没有专科医生的话是不行的。浜松市还好有专科医生所以能够实施，但在静冈县的其他地区开展起来不利因素相当多。实际情况就这样。这样的话必须要考虑让专科医生到隣町互相进行横向协作，或利用云和服务器收集数据再统一处理等措施。所以，我认为将来应该在更大一些的范围进行筛查。今后想要开始实施筛查，但专科医生少运营存在困难的地区有不少，所以更加需要这么做。

长浜 引进内镜筛查时，千叶县也出现了一些问题。船桥市、千叶市是2017年开始的筛查，最大的问题仍然是二次读片。要说这个问题是如何解决的，船桥市是没有自己做而是全部给了外包。通过全部外包给公益财团法人千叶县民保健预防财团，使筛查顺利进行下去。其他自治体也好像是有样学样，采取了外包形式。所以，每个县有1个或2个中心设施，一般在那里进行二次读片，否则对于规模小的医师学会每一个医生来说都是很大的负担。应该将这种机制模式向全国推广。

成泽 福井县好像也在向这个方向发展。但是这样的话，会出现工作量问题。

长浜 是的。

成泽 尤其是千叶县人口众多，所以就诊人数一增多，很难在一个地方进行读片啊。

长浜 人口千叶市是100万人，船桥市是60万人规模。但船桥市由于处理能力不够，所以不能给全体居民下发筛查通知。因此推出注册制，只给注册的居民发通知。就这些数量如果增加几倍的话还是完全无法应付，这也是大中规模市町村的苦恼。

赤松 群体性筛查起码在全国各地都应该实施水准差不多的筛查，从目前的状况来看还没有达到要求。如果扩大到市区以外，机制问题和费用问题更加突出。

成泽 新潟县的现状是，现在有20个市町村，其中开展内镜筛查的是新潟市和胎内市2个城市。其他18个市町村还在研究中，但2018年4月可以开始的市町村目前来看1个都没有。其理由有两点：一是没有能做内镜检查的内镜医生，二是没有二次读片医师。通过图像传递等是应该能够解决问题的，但不管怎么说没有内镜医生是一个严重的问题。

赤松 这个是一次筛查的医师数量问题啊。

成泽 这是首先面临的问题。对于市町村级别来说是超过能力的过分的事情，因此正在摸索3~4市町村联合起来应对的方式。

赤松 就像前面幸田先生说的，将范围扩大一些的对策吧。

幸田 如果不这样做是有些勉为其难了。

长浜 现在，开展内镜筛查的新潟市和胎内市的人口覆盖率达到了多少？

成泽 胎内市的覆盖率我不清楚，新潟市的覆盖率X线筛查和内镜筛查加在一起达到25%左右。实际上厚生劳动省的调查数据是新潟市超过了50%。据2016年厚生劳动省的国民生活基础调查[6]结果，全国平均值是40.9%，新潟县是54.1%。最高的是山形县的61.9%，新潟县排第2位。

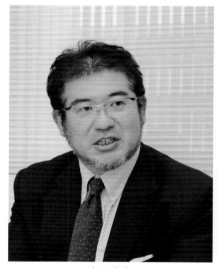

幸田 隆彦

幸田 但这种程度的话患胃癌人数会相当少了吧（笑）。

长浜 在政令指定城市中开展筛查的，现在还不多吗？

平川 福冈市是政令指定城市，2000年作为国内的第一，率先开始了胃镜筛查，现在很多政令指定城市加入到了其行列中。

幸田 但是，人口超过100万人规模时，一个自治体内很多都设有三四个医师学会。所以，如果没有领头的，在某种意义上来讲医师学会统一步调会成为困难的事情。

长浜 福冈市应该是以区为单位进行的吧？

平川 福冈市的人口大概是150万人，由7个行政区组成，每个区都有医师学会。但是，癌症筛查集中在福冈市医师学会进行。

成泽 所以，不是成功了吗？

平川 福冈市地区分布集中，地理交通上也有利于将数据汇总到1个地方，所以能够运转的比较好。山区也没有多少，也没有人口非常少的地区，因此比较容易实行。现在，福冈市周边地区在研究引进内镜筛查的问题，正在探索联合二级医疗圈开展协作的模式。

赤松 福冈县也是通过组团而开展工作的啊！

总结这一部分发言的内容，今后为了推广全国性筛查，必须要考虑可弥补医师更不足的地区的方案对策。

量和质的问题

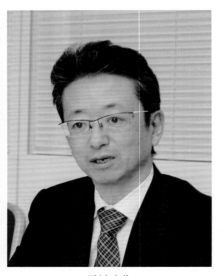

平川 克哉

赤松 那么，现在把话题转到内镜筛查的量和质。关于这个问题刚才有人提出过意见，但希望谈谈城区和山区究竟存在多大差异、是否应该制定质量标准等这些问题。在各位所在地区给进入内镜筛查的设施设定了标准吗，也可以说是进入的壁垒吧。

幸田 浜松市的实施机构基本上都采取"举手制"。虽然希望是专科医生，但由于是举手制，实际上也会接受非专科医生的协助。接下来是如何保障质量的问题，如前面谈到的，由于浜松市的二次读片医师也不足，因此也有非专科医生加入。我觉得这种都可以参加的系统有助于提高质量。二次读片中可以看到平时看不到的其他机构的内

镜图像。通过二次读片，使参与的医生懂得需要什么样的图像，质量自然会提高。

赤松 所有人的水平都会提高吗？

幸田 是啊。实际给我的感觉就是这样，所有人员都参加最终向好的方向发展。

赤松 在承受能力方面存在问题吗？

幸田 从现在开始将会成为问题的。浜松市已实施了6年左右，到了2017年内镜筛查就诊者达到约2万5 000人。实施机构有90个左右，全加在一起处理能力上限估计是3万~3万5千人。我们认为必须在到达上限之前开始实施风险集约型筛查，拉长筛查对象的检查间隔。

赤松 浜松市的筛查对象有多少？

幸田 80万人口中，筛查对象约25万人。

赤松 2年查1次每年也有12万人啊。

幸田 启动内镜筛查时，自治体提出希望在以往胃癌筛查的框架中进行，现在是对35岁以上人员每年进行筛查。

赤松 现在的指南中是50岁以上，而且是两年一次。福冈市的情况怎么样？

平川 福冈市是每年对40岁以上的人员进行筛查。但是如赤松先生所说，新的指南出来了，所以自治体也提出希望重新讨论一下检查对象的年龄和检查间隔问题。

长浜 就诊者数量大概有多少？

平川 2015年度，福冈市做了集体X线筛查、个别X线筛查、个别内镜筛查共3万5千人，其中70%左右是内镜筛查。

长浜 群体性筛查占多大比例？

平川 群体筛查的比例不好说，是指除职业筛查的居民筛查数量。福冈市居民筛查制度是可以从3种胃癌筛查中任意选择1种进行。

赤松 福冈市的筛对象人数有多少？

平川 总人口是150万人，40岁以上者76万人，其中符合居民筛查对象的估计有36万人。

赤松 那么全部检查的话会爆胎啊！

平川 会的。目前福冈市已注册的一次筛查机构有280家，但每年检查量达100人次以上的不多。不过，反过来说还是有发展余地的。也有每年

检查500人次以上的机构，所以如果量少的机构也能积极开展业务，总量还会增加一些。而且现在的情况是综合性医院还没怎么参与进来，所以如果仅靠医师学会所属的医疗机构很难完成的话，到时候会考虑求助于内镜医生多的医院吧。

幸田 那也不能做10万、20万人啊！

平川 是相当困难。

赤松 前面提到超过100人次的机构不多，当然不仅是有专科医生的机构。应该也有非专科医生，筛查的质量如何测评？

平川 福冈市也是采取"举手制"。已编写了手册，因此首先要求按手册执行。还有医师学会读片委员的二次读片，因此在那里进行成像质量评价。成像质量差就会被注意到，但并没有发生过因这种原因而从注册机构中退出的事情。在医师学会中已形成了互相帮助共同进步的环境。

入口 听说在福冈市医师学会测评内镜图像，成像质量差时会出示黄牌。

成泽 那是金泽市。

平川 福冈市也有类似黄牌警告的。福冈市的判定标准分为ABCD四种，D为最差。

赤松 这是成像质量评价标准吗？

平川 是的。虽然被判为D的每年不到0.1%，但会受到免付检查费的处罚。

成泽 金泽市也在确确实实地执行这种制度。

长浜 是吗？通过前面的交流对筛查启动以来的测评体制已经有了了解，那么举手加入时进行测评吗？

成泽 新潟市没有这么做。但也有做测评的地区。金泽市确实设置了一些门槛，如果没有满足条件就不能参与进来。但不管怎样，新潟市是通过举手方式参加的。通过对一次筛查的图像一点点地指出需改进之处，需要花费时间，但全体水平能够提升是实实在在的。刚开始的时候，也有医生说不愿意将拍摄的图像给其他单位的别的医生看，但经常收到"如此修改这里的话图像会更好"这种反馈意见，医生们也感觉到内镜拍摄水平确实提高了。

回到刚才的关于量的话题，实际上新潟市在2011年做过问卷调查，调查结果是"可能快要到极限了"。新潟市从2003年就开始了内镜筛查，因此这是8年后的调查结果。给每个实施筛查的机构做问卷调查，得到的结果是八成机构认为"超过这个程度是有些过分了"。这次问卷调查时，关于"对此次筛查满意吗？"这个问题采用Likert scale（1.很不满意，2.不满意，3.不确定，4.满意，5.很满意）进行的调查。结果几乎所有机构选择了4以上。开始时虽然也有对二次读片持有异议的机构，但通过二次读片感到自身的技能提高了，而且对于能够提供证据而心存满足的占多数。

赤松 那么，就是说通过内镜筛查，之前独自一人操作的医生们的技术也得到了提高，也变得有了干劲，是吗？

幸田 如果做内镜筛查的人数增多，能够购买新的内镜仪器的机构也会增加。那样的话成像质量必然会提高，简单地关系到质的提升。在开局阶段，私人开业医生几乎都没有配备最新内镜仪器，很多都只能用手头上现有的内镜，不管是第一代还是第二代。如果没有积累一定数量的病例，在质量上当然"可想而知"。但是，如果加入到内镜筛查之列，会购置好的仪器，而且参加二次读片而技术得到提高，成像质量也会提高，因此在开始阶段没必要将门槛设太高。

平川 在成像质量评价方面，福冈市的做法是被评为"C"的次数多时，可以直接接受代表医师学会各行政区的运营委员的口头指导。其中多数通过更换新仪器大幅提升成像质量。从这一点来看也可以说是取得了相当好的效果。

长浜 在开局的时候，各地都采用举手方式，从那时开始大家都在成长的吧。

平川&幸田 是啊！

幸田 因为大家本来就是要强的人。

全体 （笑）

长浜 千叶市和船桥市与各位一样采取的是举手的方式，测评时要求提交图像。测评几次后会发生很大变化，因此其门槛是要求达到最低限。

成泽 但是医生缺编的地区，门槛高的话也会出现不太愿意举手报名参加的局面。现在，新潟市约有140家机构参与到内镜筛查中，但其中至少有1名消化道内镜学会专科医生的机构数量不到一半。因此刚开始的时候肯定会存在很大差距，但通过二次读片，在踏踏实实的交流过程中，水平一定会逐渐提高。因此，我们认为二次读片制度是必须的。

幸田 这确实是很重要的要点。

二次读片机制的重要性

赤松 那么，既然引出了二次读片的话题，就直接进入下一个议题。刚才也谈到，由于医生数量不足及专科医生的分布不均衡等，各地区纷纷叫苦难以构建二次读片机制，而参与的医生却都会认为"二次读片机制是必须的"吧。

幸田 为了提高整体筛查水平是必须的。但并不是依靠二次读片的方法的吧。如果只是看是否有癌

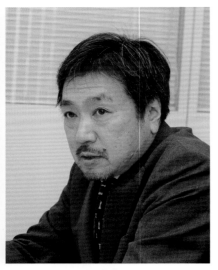

长浜 隆司

症，水平提高效果不明显。刚才也提到，浜松市最终是想集约风险，因此用内镜查找 *H.pylori*（*Helicobacter pylori*）相关胃炎。严格要求这些，例如是否有 RAC（regular arrangement of collecting venules），褶皱是否好好地展开了等，可以得到其工作中不可或缺的图像。再加上进行测评，就可以通过二次读片提高整体质量。

成泽 二次读片的意思确实是如您所说的那样。一是检查有无漏诊的癌症，二是检查成像方法等，反馈结果。我认为反馈结果更重要。顺便说

一下，新潟市的数据中，内镜筛查开始后10年期间二次读片的癌症发现率平均占通过筛查发现癌症全部的7.58%。现在已经下降到了3%~4%，但这是决不能够忽略的数量。金泽市的数据也应该达到了8%左右。

幸田 那不是和活检率紧密相关吗？积极做活检而查出癌症的话，那是在一次筛查中被发现的。

成泽 当然。

幸田 例如，如果非专科医生无法确诊癌症而犹豫时，因为认为最好是不做活检的好而不去做活检却回到二次读片，如果在这里被诊断为"这是癌症"诊断就应该视为二次读片发现癌。因此并不是说必须与活检率放在一起考虑的吧？

成泽 各地的情况大体上一样，开始时的活检率会很高。新潟市的活检率也曾达到过15%~16%，后来勉强将其下降到了7%~8%左右。手册上的要求是低于10%。

平川 福冈市也一样，曾经超过10%的活检率逐渐下降，最近在6%左右。回到二次读片的话题上来，进行二次读片时被劝告"复查并做活检"的情况不到1%，其后在复查中发现癌症的约有6%。活检率、复查劝告率、复查癌症发现率之间互有关联，是供筛查机构及读片员参考的指标，因此决定在研修会等场合反馈给大家。

幸田 浜松市的活检率2016年终于降到了10%以下，与新潟市和福冈市的进程有所不同。在我的印象中，如果不算胃底腺息肉及疣状糜烂而做的活检，应该能达到10%以下。所以初级医疗机构只要有一丝怀疑是癌症就积极建议做活检。从就诊者立场会认为越早诊断越好，所以我并没有说"不要做活检"，只是说"减少无谓的活检"。

成泽 新潟市出示了内镜筛查开始的2003年之后的最初7年时间的数据，那时的活检率平均为13.2%。这时的肿瘤比例约为2%。我认为，在癌症和腺瘤加在一起也只有2%的时期，如果能够做到只向肿瘤性病变建议做活检，多考虑1倍也只有4%~5%。

幸田 近年来 *H.pylori* 除菌已有很大发展，在

本来就是难以清楚癌症的情况下，判断早期的除菌后胃癌是相当困难的。所以，留有伸缩余地，对于模棱两可的病例持也做活检看看的态度是有必要的吧。

赤松 那是因为不管是放大观察还是NBI（narrow band imaging）观察都不可能全部都做的。当然，会有一些通过活检获救的病例，所以说出"不要做活检"的话确实有些不太好吧。

平川 这张图（**图1**）[7]是福冈市初级筛查机构的活检率和需精查率的变化示意图。需精查率是通过在二次读片中判断应做活检的数量来确定的，活检率逐年下降接近需精查率，因此认为不必要的活检在减少。但最近*H.pylori*除菌后难以辨认出癌症表现的病变增多，因此不要做得太严格为好。尤其是发生溃疡性病变时，万一定性诊断错了，做活检的会相当多。所以，应在研修会上明确说明做活检的范围。

赤松 就算认为是良性溃疡也建议做活检，是这样吗？

平川 嗯。当然，如果能够明确诊断为良性溃疡就没必要做活检了，也有不是专科医生就很难做出判断的例子。如果能够通过二次读片发现定性诊断的所有错误是好事，但由于没有规定具体的标准，二次读片医生之间也需要再进行一些沟通。

赤松 也有些地区进行二次读片时，叫来一次读片医生进行指导。也有通过书面处理的地区，你们那里是怎么做的？

幸田 浜松市没有二次读片时叫来一次读片医生的制度。

平川 福冈市也没有。只是，二次读片场地虽然是开放的可以自由出入，但实际来的医生非常少。

成泽 新潟市在举手阶段，要求尽量前来参与。并不是强制性的，而是说"请来参与"，来的也相当多。也有定期来的医生。这时看看其他机构的图像是非常重要的事情，这种做法也可成为刺激到场医生的因素。

幸田 那就很难当面批评该医生的错误了吧？

全体 （笑）

成泽 不是的。当然有直接说的，其优点是能够根据对方的反应进行指导。现在开展内镜筛查的地区中，恐怕没有不进行二次读片的。

长浜 入口先生对二次读片的意义是怎么想的？

入口 肯定有必要。二次读片时，首先是要讨论观察、拍摄方法是否完善，还有异常的黏膜变化是否应该做活检，而通过碰头不仅可以提高图像精度还可以提高读片的精度（是否应做活检的所见）。内镜筛查的优点是能够在呈现典型的癌症形态之前尽早发现它。

赤松 确实是这样的，之前的学会中也有些机构认为直接传达给本人更能收到教育效果，二次读片肯定不仅仅意味着预防漏诊，也是提高参与者的水平所必须的啊。

群体性内镜筛查的拍摄方法

赤松 那么，各地区开始内镜筛查时，因摄影师不同而拍摄程序可能会出现差异，这种问题是怎么处理的？我想拍摄方法在一定程度上统一了，但是在开局阶段提供标准拍摄方法了吗，或者在没有特别约束的情况下进行的拍摄吗，你们那边的情况怎么样？

幸田 浜松市已实现电子化，因此对拍片数量没有限制。作为指导方针规定了必要的最低数量，食管~十二指肠球部需拍24张。具体要求是，食管3张、十二指肠球部1张、胃20张。大概指定了拍摄位置，而拍摄顺序各机构自行决定。因机构的不同，有经鼻内镜和经口内镜两种情况。做经鼻内镜时，肯定会出现光量问题，因此要增加数量，这也是各机构自行决定。

平川 要求连续拍摄吗？

幸田 那是基本要求。让他们制定操作流程进行拍摄。但是，每个医生应该有自己的工作程序，因此不至于对其改动很大。不然有可能质量反而会下降。但我觉得对于没有固定程序的医生必须

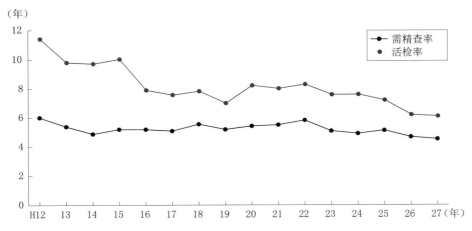

图1 胃镜筛查的活检率（福冈市）
〔转载自 日本消化道癌筛查学会群体性筛查之胃镜筛查手册编写委员会（编）. 群体性筛查之胃镜筛查手册. 南江堂, p 110, 2017, 部分修改〕

进行一些指导。

平川 在日本消化道癌症筛查学会制作的手册里有从贲门开始拍照的A法和从幽门开始拍照的B法，福冈市允许任意选用一种。更重要的是要清楚胃角及胃体大弯的皱襞等的特征，在连贯的影像中拍摄出谁看都能认出是哪一部位图像的照片。

赤松 出现不清楚是哪个部位图像等情况时，拍摄方法的确认被纳入到前面提到的ABCD的测评项目中了吗？

平川 反映在项目当中了。"有未拍到部位"或"晃动的残影多"等，有14项测评内容。

赤松 对于拍摄方法，新潟市是怎么做的？

成泽 新潟市在实施要领中规定了标准数量，食管3张、十二指肠球部1张、胃19张，共计23张。只是，开始的时候是胶片时代，因此标准规定了20张。现在已实现了无胶片化，因此标准定为23张。但是最后如果发现病变的话会靠近拍摄，因此最低数量是23张，实际上会多达30~40张。

平川 福冈市认为30张不足以找出病变，遂将标准定为40~60张。如发现病变再追加拍更多张。但是拍照数量太多的话反而会带来二次读片时间长的问题。所以测评项目中还包括"张数太多"这一项。

成泽 新潟市的测评项目中也有。

长浜 说起来，有一篇关于张数增多使发现率提高，但从某个点开始发现率下降的报告[8]。就是说水平低的话再怎么重复也不行。

幸田 像筛查中心那样的专门筛查机构，程序上有时会撒上靛红。那样的话拍摄数量应该是60~70张。

平川 现在谈到了靛红，福冈市一直到最近全部病例都要求靛红染色。只是，H.pylori阴性的病例增多，也会有不通过凹凸形状而通过色调发现癌症的情况，因此并不是所有病例都要求染色，而是改为仅限于H.pylori阳性病例或经过除菌的病例。

幸田 除菌后胃癌经染色后反而不易发现的病变很多啊。

赤松 那是因为颜色变单一了。

平川 当然，前提是靛红染色之前仔细观察并拍摄过照片。

赤松 东京都也将统一拍摄方法作为目标了吧？

入口 我认为统一的话更好一些。就如长浜先生所说，最初的跳跃起点稍高的话实施起来更容易一些。

长浜 我们的跳跃或许会使图像更加不干净啊（笑）。因为就像刚才说的放任拍摄方法不管。只是, 会有相对于病变部位处于切线方向的情况或漏检的部位, 所以在讲习会等场合会上给出"此处需注意"之类的提示。

幸田 从进行二次读片的角度提意见的话, 受困扰的问题是拍摄张数太多和拍摄部位分散凌乱。如果这些 (问题) 被归拢到合理的范围内, 拍摄方法就会没有那么多问题。

长浜 1张张全部串起来是最理想了。

幸田 那样的话, 由于是筛查, 基本上只能拍摄远景照。

赤松 不同机构的拍摄方法完全不同啊! 要不要统一我也在苦恼。我在为统一而努力, 但确实如各位所说的, 如果用与自己的常规程序不同的方法做, 有可能反而会感到不谐调。

幸田 也有那种可能, 如果需要刚才所说的远景照, 必须注入一定的空气。但也有些病变只在抽出空气时才能发现。为了不漏掉这种病变, 也有些机构在插入阶段拍摄空气少的图像。

我在想, 否定那种拍摄法会怎么样, 如果是这么做有意义的话, 是不是没有必要特意进行改变。如果 (指示中) 说不将其保留在图像中也可以, 确实如此……。

入口 起码应该拍摄胃内的全部, 如果部位和拍摄数量确定下来的话, 我认为可以汇总为从近端开始拍摄、从胃体下部开始拍摄、从十二指肠开始拍摄等3种。

赤松 我们要求从胃角开始看。虽然是以前的做法, 总之能够清楚地观察到胃角, 应该是处于充分注入空气, 内镜轴也没有偏离的状态。也有说胃角是病变多的部位, 采取从胃角至前庭、十二指肠球部, 之后观察胃体部、胃底穹隆部、胃贲门部的方式。只是, 前几天提到这个方法, 有人说先插入到最里面时内镜摩擦会造成黏膜发红, 是不是很难与病变区分, 我认为确实是这样的。

长浜 就算基本上从上面开始拍摄, 如果不向下行推进一次, 胃是不会展开的。如果是瀑布型胃等的话情况更加严重。

幸田 如果不将胃的形状弄好, 那就是白费劲。

赤松 换句话说, 明确应拍摄的部位, 而拍摄顺序不做要求。就是说, 基本上以远景图像为主, 之后近距离拍摄是重点, 是吧?

成泽 制定流程很重要。

幸田 福冈市和浜松市都是如此, 如果将这些放在二次读片时的图像评价标准中就好了。

长浜 之后, 再慢慢提示不输入空气就看不清楚的部位、病变等, 就可以了。

控制偶发症状发生

1.仪器设备的管理问题

赤松 那么进入下一个议题吧。

首先, 对于安全实施内镜筛查来说, 偶发症状的应对策略是非常重要的, 然而在感染管理方面提出了功能水的问题。最理想的当然是采取高水平消毒, 开业医生也参与进来的话功能水用量会很多。与这些相关的事情是怎么处理的?

幸田 浜松市的实施要领是自动清洗, 当然是先用手洗一遍后再用机器自动清洗。但没有认真核实是否真的在执行自动清洗。这次第一次进行了核查, 结果也有些机构还没有采取自动清洗, 这是不太好的现象, 因此现在正开始对这些进行管控。但是实际上, 由于每年检查数量不到100例的机构很多, 而进行高水平消毒因运营成本问题实施起来有些困难。实际上3成左右的机构在使用功能水, 所以叫停功能水的话内镜筛查本身将无法继续下去。功能水也允许使用的自动清洗, 就是现在的实际情况。

赤松 感染控制实践指南[9]中规定如果是高水平消毒, 内镜可以手工消毒。手工消毒时使用的高水平消毒剂是戊二醛制剂。只是, 功能水中如果混入有机物, 杀菌性能急剧下降, 所以必须要自动清洗。总而言之, 在浜松市功能水是被允许的, 但要求必须进行自动消毒, 是吗?

幸田 浜松市要求必须进行。

长浜 参与内镜筛查的机构大部分都配置了清洗机吗?

幸田 虽然由于是问卷调查, 没有掌握所有机构的情况，但可以肯定的是约90个机构中有数个机构没有采取自动清洗。

赤松 是吗？

幸田 在城区还存在清洗机安装场地的问题。

长浜 是吗，没有地方安装啊。

赤松 确实是这样的，高水平消毒可能会产生异味，所以不能与内镜室设在一起。

幸田 那是换气扇的问题。福冈市的情况如何？

平川 福冈市原来就制定了手册，规定使用高水平消毒药，适当的手工消毒也是可以的，但完全没有涉及功能水。

赤松 没有涉及的意思是允许吗？

平川 据

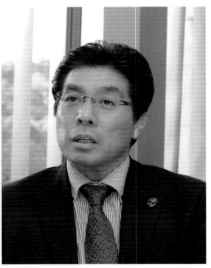

入口 阳介

说，好象仍有使用功能水的。学会编写了指南，在医师学会内部也可以协商，现在正在进行调查过程中，结果还没出来。我想如果使用方式正确的话，由于是采用了得到批准的方法，是不是很好。

赤松 新潟市呢？

成泽 新潟市的情况和福冈市很相似。实施要领中要求进行高水平消毒，但没有涉及功能水。没有做调研，想从现在开始做。

赤松 最不好的仍然是用功能水手工清洗消毒的事情吧？东京都的情况怎么样？

入口 根据东京都医师学会的鸟居明先生（鸟居内科门诊）做的地区问卷调查，在诊疗过程中实施内镜检查的会员中60%使用清洗机，其中40%使用高水平清洗液洗净液[10]。

平川 进行高水平消毒时用手大概也没有问

题了吧。

赤松 指南上虽是允许的，但它也有可能会出现一些变化。

2. 药物镇静问题

赤松 下一个问题是关于药物镇静。药物镇静存在过敏性休克及呼吸抑制的危险，指南中要求"原则上不使用镇痛药（鸦片类等）·镇静药（苯并二氮䓬类等）"，但实际上希望进行药物镇静的患者会有不少，也有些机构连经鼻内镜也使用这类药。浜松市是怎么处理的？

幸田 浜松市在实施要领上并没有禁止药物镇静。虽然最好不要做药物镇静，但就诊者有要求时，实际上是允许以采取监护等措施并由各机构负责的形式实施。从机构角度想要进行药物镇静的也相当多，完全禁止是非常困难的。

平川 福冈市也是由各医疗机构自行做判断。另一方面，要求做好充分的安全对策。对药物镇静的情况进行了调查，结果是接受劝告而使用的占21%、因条件允许而使用的占54%、根据原则不使用的占17%、坚决不用占8%。如果限定在经口内镜的话，药物镇静的使用率是比较的高的。

赤松 新潟市呢？

成泽 新潟市原则上是不使用的，本来就不是镇静药的土壤嘛（笑）。委员会从未接到过一定要使用药物镇静的申请。所以，首先可以考虑不使用。

赤松 就是说忍耐力很强啊。

成泽 忍耐力很强，还有，也有可能是做内镜的医生也是高手（笑）。

平川 开业医生很在意评价啊。同样想轻松做检查。

长浜 药物镇静使用后使用逆转剂吗？

幸田 我认为使用逆转剂的检查机构挺多的。

成泽 有时在医疗保险上会成为问题，但如果是筛查的话在这里应该可以采用任何方法。

赤松 东京都批准使用药物镇静了吗？

入口 使用药物镇静的机构很多。

幸田 感觉越是城市使用的也越多。

入口 在东京都,因就诊者提出要求而使用的机构约占8成。

赤松 千叶县呢?

长浜 船桥市认为,如果不一致的话会发生混乱,所以在群体性筛查中禁止使用。是根据指南这么做的。船桥市也发生过逆转剂在保险医疗中没有通过的事情。

幸田 浜松市也行不通。

成泽 新潟是(癌筛查学会)各支部的情况都不一样。

入口 在与术前处置相关的偶发症状方面也公布过一些数据,咽喉麻醉时发生休克8例、过敏反应7例、呼吸停止1例、呼吸困难2例、抗惊厥药休克4例[11]。有能使各机构应对这种情况的手册吧?

平川 那是全国性调查啊。日本消化道癌筛查学会编写的手册[7]中有关于偶发症状对策的内容。

入口 是全国性调查。

赤松 咽喉麻醉用的是利多卡因吗?

入口 嗯。

幸田 这个问题只能做问诊。

入口 东莨菪碱®也可以用啊。

赤松 东莨菪碱®也是可以的,但最近在胃镜检查中不怎么用。

成泽 新潟市没有禁用。想用的机构可以使用。

赤松 谢谢。各地对药物镇静的态度多少有些差异,但都很重视遵守指南。在与胃镜检查所伴随的偶发症状有关的死亡病例中,很多是因为术前处置时使用的镇痛药·镇静药等引发的,必须要重视这个问题。

3. 抗血栓药·抗凝药问题

赤松 那么,刚才也谈到了活检,而近年来受到高龄化的影响,使用抗血栓药的就诊者增多了。使用抗血栓药出血风险会上升,所以也有一些医生会对活检犹豫不决。习惯了的医生用夹子止血就可以了,这方面的指导是怎么进行的?

幸田 浜松市规定内镜检查时必须确认是否

停止了抗血栓药和抗凝药、是否在服药的状态下就诊的、是不是原先就没有服药。专科医生不考虑这些尽管做活检,但其中确实存在因考虑如果出血怎么办而控制做活检的例子。也不能强迫感觉"害怕"的就诊者,所以尽管疑为癌症却没有做活检时,采取再次进行精密检查的方式。

赤松 福冈市呢?

平川 几乎一样的。虽然内镜学会编写了指南[12],但委托给一次筛查机构做出判断。之后再做判定时,要求写上"因正在服用抗血栓药,未做活检"。

赤松 新潟市怎么样?

成泽 启动阶段在一定程度上是允许的,但几年前开始,行政部门强烈要求将使用抗血栓药、抗凝药的人从筛查对象中排除掉,因此现在这一部分人已经不纳入筛查对象。其理由是即使不做活检,如果患有Mallory-Weiss症候群等,出血处是能进行止血操作的(例如能够使用夹子)部位的话还好说,但经鼻内镜插入,或由无止血技术的医生做检查就会出现很大问题,因此要从筛查对象中排除掉。所以,短时间内筛查数量减少了,但随后又增加了。

赤松 是吗?做经鼻内镜时偶尔会发生鼻出血的。服用抗血栓药的人中也有犹豫不决的人,在这方面是什么情况?

幸田 例如因鼻出血严重而在耳鼻喉科接受过处置,之后提起诉讼,这种事件1例都没有发生过。

赤松 是说使用抗血栓药和抗凝药的患者还没有达到连能不能做经鼻内镜也要注意的程度?

成泽 没有到那种程度。

平川 还没有做调查无法了解全部情况,但在我们的健康坞,如果是阿司匹林单剂的话,服用后直接做经鼻内镜也没有太大问题。如果服用了华法林®原则上是要做经口内镜。

赤松 新潟市也是这样吗?

成泽 我们也开设了健康坞,但服用了抗凝药也可以进行检查。

平川 好像不是群体性筛查,而是机会性筛查吧。

　　成泽　是机会性筛查。因为就如刚才我说的,新潟市没有将其纳入到群体性筛查对象中。

　　平川　对于私人医院,如果考虑发生出血的情况,仍然是严重的事情。

　　成泽　因为群体性筛查不仅要考虑优点多,还要考虑缺点少,所以新潟市在指南中同意了这么做。

　　长浜　偶发症状调查[13]也几乎是关于内镜的。指南中也有相关内容,对于将抗血栓药、抗凝药服用者纳入到筛查对象之事应进行慎重研究吧。

发现病变时的应对措施

　　赤松　那么(接下来是)和之前请教的问题不同,是更接近临床的问题。如果一次筛查中发现进行性癌和溃疡时,最好是第一时间开始治疗,不是吗? 例如,如果是癌症不进行二次读片而是直接介绍到骨干医院,或如果是溃疡一次读片医生开了抗溃疡药等处方,对于实施机构如何做出这些判断有什么确定的方法吗?

　　成泽　新潟市的情况是,首先对于溃疡病变,如果属于应该治疗的对象,如条件允许,开放性的活动期(active stage)溃疡可在该机构开始用药。但是,单纯的筛查机构不能下处方,所以会直接推荐到别的医疗机构。实际上在新潟市的二次读片系统,汇总到医师学会的病例也会马上出检查结果,所以没有问题。新潟市的二次读片基本上在每周四的晚上进行,最长需要约1周左右。因此,由于等待时间短,就算怀疑是癌,基本上都是在二次读片后再进行推荐治疗。

　　平川　二次读片时不确认活检结果吗?

　　成泽　这时一次筛查的活检结果也都出来了。

　　幸田　活检结果出来需要1~2周左右时间。

　　成泽　快的话也不需要2周。1周之内活检结果肯定会出来。

　　赤松　新潟市的速度挺快啊。浜松市是怎么做的?

　　幸田　没有什么严格规定。首先是在一次筛查阶段,怀疑有大的进行性癌而要求做检查的人现在少了。但是,如果还是有这种人时,由于不觉得等待二次读片结果有多大意义,所以全权托付给了各筛查机构。

　　成泽　最后补充一下刚才的话题,就是说,如果是进行性癌就不做活检直接送走。

　　赤松　平川先生有什么要说的?

　　平川　认为是进行性癌而介绍到医疗机构后,就算最终确诊为良性溃疡,那也是为了就诊者考虑的,因此如果将实情解释清楚会得到理解的。

　　赤松　各地区也并没有僵化到必须经过二次读片才行的程度。非常感谢所做的一切。

群体性内镜筛查的近期发展方向

　　赤松　那么,本次座谈会也快结束了。首先,入口先生对前面的谈话有什么补充的吗?

　　入口　是啊。今后的胃癌筛查中增加内镜筛查,可以预见到胃X线筛查的就诊者会减少。但是,只针对内镜筛查限制检查对象的情况,多发生在人力和预算方面有困难的地区。这时,还是有X线筛查精度低,且便宜质量差的设施留了下来,这样X线筛查的精度仍然会是低的,因此开展机构认证,保留精度高的X线筛查设施,这也是很重要的事情。

　　长浜　确实,5年或10年后内镜筛查如果一直这么发展,必定会在某一方面掉链子的。届时我们医生该怎么办? 现在想请教参与到先进的内镜筛查中的3位先生谈谈对近期发展方向的看法。

　　幸田　浜松市从一开始就在研究内镜在多大程度上能够发现*H.pylori*感染伴发的慢性活动性胃炎和非活动性胃炎。在现阶段,已经知道通过内镜发现的疾病中癌发现率很高。但是,也有一些人在除菌后胃炎痕迹会完全消失,所以又增加了一项风险评估内容,即是否有除菌史。所以,研究了有就诊史的内镜下胃癌,结果大体上能够找出98%~99%的胃癌。用这2种因素开始进行第1阶段的风险集约。浜松市的数据显示，内镜下有 *H.pylori* 相关胃炎的人占6成，没有的人占4成。这4成中，连除菌史也没有的人基本上应该可以认为是 *H.pylori* 菌未感染者。如果延长这些人的就诊间隔，可以控制就诊者数量增加的趋势。接下来的问题是关于除菌后的就诊者的。除菌后的就诊者数量快速增多，在浜松市已占全部的约35%。现在开始现症感染的人都接受除菌治疗，既往感染的就诊者会增加，所以作为第2阶段风险集约，如何进行这里的风险分层将成为议题。现在已有京都胃炎分类，所以2017年度开始尝试进行以京都胃炎分类为标准的风险评价。

赤松 所以最终剩下的是萎缩程度和肠上皮化生吧。因为，京都分类中作为胃癌风险列举的除了这些还有 *H.pylori* 感染伴发的结节性胃炎、胃皱襞肿胀、弥漫性红斑，这些在除菌后会消失。

幸田 现症感染的（内镜）所见在除菌后都会消失。所以现在要做的是，评价有无肠上皮化生、斑状地图状红斑，再研究将来的致癌情况会不会有什么差异。

赤松 确实，最好是能弄清楚除菌后的胃癌风险。

幸田 是的。既往感染就诊者数量最终会大量增加，如果不对其进行分层，又将面临数量达到极限的情况。

平川 福冈市现在针对40岁以上人群每年都进行一次筛查，这可能会改为每2年做一次。每年筛查和隔年筛查中显示出的早期癌发现率几乎相同，那么，隔年做检查早期发现的比例是不是也没什么变化。但间隔为3年时早期癌发现率下降了。总之，每2年做一次检查的话在"量"上还有些富余。还有，40岁年龄段的就诊者约有10%，而从发现癌症患者的年龄分布来看，40岁年龄段的人数男性占2.5%，女性占6.6%。最近每年还是有2~3人是在40多岁时发现的胃癌，这些人可能是 *H.pylori* 阳性，40多岁的癌症发现率虽然低，但仍应定期进行风险筛查。年轻的就诊者中女性较多，还发现了进行性癌症。

赤松 那是硬化性胃癌吗？

平川 也包括硬化性胃癌，还发现了可以根治的癌。所以，在群体性筛查中不应排除40岁年龄段的人群。

成泽 先说说"量"（承受数量）问题，每年都做还是2年做1次这肯定有很大区别的。新的指南中明确了是2年1次，但刚才谈到了福冈市的情况，新潟市也有人提出2年1次。行政机关也进行了协商，但至少到2018年度仍要维持现状，2019年度开始可能会实行2年1次。如变成2年1次，就诊者数量将减半，所以筛查对象增至现在的2倍也可以完成。从"量"的角度考虑，如果是2年1次，会有相当多的富余。

幸田 数量上是那样的，但从就诊者的立场上来说，如果可以他们每年都想做。结果没有筛查时也有人会通过保险医疗来做，从实施医疗机构的角度来讲，所做的内镜检查数量并没有减少多少吧？

成泽 那还是需要对居民进行宣传普及。

最后还有一点，现在已经到了必须准确区分风险高和风险低的人群的时候了。日本医疗研究开发机构（Japan Agency for Medical Research and Development；AMED）的研究班自2017年4月开始启动了新的研究项目《关于基于个别风险构建胃癌筛查体制的研究（UMIN000025839）》。我参加的宫城县癌症协会深尾彰先生任班长，分为内镜组和X线组。内镜组第1年将人群分为ABC三个组，分别在第1年、第3年、第5年实施内镜检查，到10年后进行问卷调查。

赤松 这只是针对A组吗？

成泽 是对全部病例。然后根据最初的ABC分组和首次图像评价，进一步提高A组的精确度。有时仅靠验血检测不出 *H.pylori*，所以再加上图像判定，评价真A组、假A组、B组和C组的癌症发现率、累积癌症发现率。将通过追踪调查筛查成果和全国癌症注册等信息，掌握5年间胃癌的累积患者数量，用累积发病率对风险进行分层。这项研究的最终目的是研究要不要延长筛查的时间间隔。

幸田 发现的癌症中有没有包括食管胃结合

部癌?

成泽 这个还没有定下来。基本上只包括认为是胃癌的。虽然不太好判断……。

幸田 如果包括食管胃结合部癌,真A组中也会有一些吧。

成泽 是的。不管怎么说,拿到全部数据,应该能够得到可确定合理的低风险人群筛查间隔的依据。

幸田 如果偶而出现很多食管胃结合部癌,会对数据产生较大影响,所以很难办啊。但是考虑到筛查间隔问题,是不能忽略这个情况。

成泽 评价时必须结合病例慎重而行。X线筛查也在1年后、2年后、3年后、5年后进行跟踪调查。为什么还包括2年后呢。因为同时要分析X线筛查2年做1次是否好,所以设定了1年后、2年后、3年后、5年后。虽然要得到结果需花10年以上时间。

一同 （笑）

幸田 到了那时胃癌也许变得很少。

长浜 筛查会满负荷是肯定的,问题是怎么办,是集中还是延长间隔时间。

赤松 也有人提出要将A组从筛查中去掉这种极端言论。

幸田 在将来的话,感觉那也不错。

成泽 说的是群体性癌症筛查时的情况吧。

幸田 届时食管胃结合部癌怎么办? 这个问题到最后还是会遗留下来的吧。

赤松 对于这一部分今后请在健康坞或个别保健诊所进行,是这个意思吧。那么, 今天听取了宝贵的见解,非常感谢。有些内容在论文中可能看不到的,对于读者具有借鉴意义。谢谢。

一同 非常感谢。

（2017年12月20日　在笹川纪念会馆召开）

参考文献

[1] 国立がん研究センターがん予防・検診研究センター. 有効性評価に基づく胃がん検診ガイドライン, 2014年度版. 2015

[2] Hamashima C, Ogoshi K, Okamoto M, et al. community-based, case-control study evaluating mortality reduction from gastric cancer by endoscopic screening in Japan. PLoS One 8: e79088, 2013

[3] Hamashima C, Ogoshi K, Narisawa R, et al. Impact of endoscopic screening on mortality reduction from gastric cancer. World J Gastroenterol 21: 2460-2466, 2015

[4] Cho B, 他. 学術研究サービス課題—最終結果報告書. 現行の国家健康検診プログラム全般に対する妥当性の評価および制度改善方案の提示—検診対象, 検診間隔, 標的疾患, 検査項目, 費用効果などを中心に. ソウル大学医科大学, 2013

[5] Jun JK, Choi KS, Lee HY, et al. Effectiveness of the Korean National Cancer Screening Program in Reducing Gastric Cancer Mortality. Gastroenterology 152:1319-1328, 2017

[6] 国立がん研究センターがん情報サービス「がん登録・統計」. https://ganjoho.jp/reg_stat/statistics/dl_screening/index.html#a16(最終アクセス日2018年3月30日)

[7] 日本消化器がん検診学会対策型検診のための胃内視鏡検診マニュアル作成委員会(編). 対策型検診のための胃内視鏡検診マニュアル. 南江堂, p 110, 2017

[8] 荻原廣明, 山下由起子, 八木茂, 他. 偽陰性率からみた多施設内視鏡胃がん個別検診の適正な撮影枚数の検討. 日消がん検診誌 48:355-361, 2010

[9] 赤松泰次, 石原立, 佐藤公, 他. 消化器内視鏡の感染制御に関するマルチソサエティ実践ガイド. Gastroenterol Endosc 56:89-107, 2014

[10] 鳥居明. 胃がん撲滅を達成する胃がん検診体制を目指して—東京都における対策型胃がん検診体制と胃がん撲滅に向けての取り組み. 総合健診 44:666-670, 2017

[11] 古田隆久, 加藤元嗣, 伊藤透, 他. 消化器内視鏡関連の偶発症に関する第6回全国調査報告2008年〜2012年までの5年間. Gastroenterol Endosc 58:1466-1491, 2016

[12] 藤本一眞, 藤城光弘, 加藤元嗣, 他. 抗血栓薬服用者に対する消化器内視鏡診療ガイドライン. Gastroenterol Endosc 54: 2073-2102, 2012

[13] 渋谷大介, 石川勉, 一瀬雅夫, 他. 平成25年度胃がん検診偶発症アンケート調査報告. 日消がん検診誌 54:113-118, 2016

专题研究

作为《基于有效性评价的胃癌筛查指南》基础的临床研究

滨岛 千里[1]

摘要●根据厚生劳动省2016年修订的指南,胃镜筛查获得了群体性筛查的资格。《基于有效性评价的胃癌筛查指南2004年版》中体现胃镜筛查有效性的科学依据不充分,没有作为为群体性筛查得到推荐。癌症筛查的评价研究必须分阶段进行评价,指南公开以后,逐渐积累了评价研究。甚至,通过在日韩进行的病例对照研究,证实了胃镜筛查的降低胃癌死亡率效果,在《基于有效性评价的胃癌筛查指南2014年版》中,胃镜筛查作为群体性筛查得到了推荐。但都是观察性研究,所以需要积累更多的研究(结果)。

关键词 胃癌筛查 胃内镜 胃X线 降低胃癌死亡率 指南

[1] 帝京大学医疗技术学部护理学科 〒173-8605东京都板桥区加贺2-11-1
E-mail : chamashi@med.teikyo-u.ac.jp

前言

2016年,厚生劳动省根据癌症筛查研讨会中期报告,推荐了胃镜筛查[1]。在《基于有效性评价的胃癌筛查指南2004年版》[2]中胃镜筛查未被推荐,之后积累了研究成果,最终获得了推荐。一次性将癌症筛查的新技术引进群体性筛查有困难,可以通过积累必要的研究来达到目的。引进作为新技术的癌症筛查的评价如**图1** [3] 所示,要求从诊疗评价到以无症状者为对象的癌症筛查单独评价的整个过程。

癌症筛查新技术的评价从Phase 1、2阶段的以患者为对象的验证开始。Phase 3之后,以健康正常人为对象测定敏感性·特异性,探讨其应用性。在Phase 3阶段,就算验证结果为高敏感性,如果特异性低,作为癌症筛查的不利之处较大,进行下一步评价研究意义不大。如得到了一定的敏感性·特异性,就会进入下一步的对癌症筛查本身的效果的验证研究(Phase 4、5)。最后,在Phase 5阶段证明降低死亡率效果,由此可看到引进群体性筛查的可能性。但实际引进时还要考虑其他因素(医疗资源及疾病负担等)。

本文将概述胃镜筛查获得推荐的来龙去脉和评价研究。

《基于有效性评价的胃癌筛查指南2004年版》的评价

在《基于有效性评价的胃癌筛查指南2004年版》[2] 中,只有胃X线筛查作为群体性筛查得到了推荐,胃镜筛查没有被推荐。撰写指南时,在国

阶段	分类	研究对象	概要	预期成果	2005年前的评价
Phase 1	探索性研究	患者（特定样本）	确定应用于临床。	开发可用于临床的测定法	
Phase 2	验证临床测定法的妥当性	患者	进行临床测试，确定查出特定疾病。	患者的敏感性·特异性	
Phase 3	纵向·横向研究	健康正常人	通过生物标志物能够在症状未出现时做出诊断。确定筛查中"阳性"的判定标准。	无症状者的敏感性·特异性	
Phase 4	筛查的前瞻性研究	健康正常人（筛查就诊者）	讨论通过检查可以查出来的病变的范围及特性。确定成为精密检查对象的假阳性率。	进行筛查的可能性	
Phase 5	癌症对策的验证	健康正常人（筛查就诊者）	确定能够通过筛查降低疾病负担的比例。	降低发病率·死亡率效果	为引进筛查的评价

图1 至引进内镜筛查的过程

〔转摘自 Pepe MS, et al. Phases of biomarker development for early detection of cancer. J Natl Cancer Inst 93;1054–1061, 2001, 部分修改〕

内可以零星见到的报告内容主要是健康坞等的筛查结果。关于胃镜筛查，只引用了1篇来自中国的研究报告。该报告是在中国的胃癌高发地区临朐县，是以在整个观察期间至少接受1次胃内镜检查的4 394名35~64岁人群为对象，追踪了11.5年的结果[4]。以该地区胃癌死亡率为对照，胃内镜检查就诊组的胃癌标准化死亡比（standardized mortality ratio；SMR）为1.01（95%CI：0.72~1.37），胃癌死亡率降低效果没有得到证实[4]。

据日本国内的研究报告，在癌症登记信息里的精度评价中，胃镜筛查的敏感性为77.8%[5]。但是在该研究中，没有规定胃镜筛查的间隔，因此暂时以3年为间隔计算了其敏感性。本研究中实施的检查是以筛查为目的的，但都是在普通医院进行的检查，是否与本来的筛查目的相一致还留有疑问。

胃镜筛查评价研究的黎明期

由于证实了无法确认胃镜筛查的有效性这一事实，因此研究方向转向了胃镜筛查的有效性评价方面。在同一时期，有一部分市町村自行引进了胃镜筛查[6, 7]。而且，韩国也从1999年起作为国家项目开始了胃癌筛查，采用X线造影检查和内镜检查两种方法[8]。

细川等[9, 10]是以福井县立医院的实证例子为基础，给筛查组赋予类似的代码，并追踪调研了一段时间。但是这些研究中的所有例子，与有症状者的差异都不明显。2011年比较研究了在福井县立医院的健康坞接受胃镜筛查的组和接受地区的胃X线筛查的组[11]。相对于胃X线筛查，胃镜筛查的风险率是0.23（95%CI：0.07~0.76），显示出显著的胃癌死亡率下降效果。

Matsumoto等[12]在长崎县五岛列岛比较了胃镜筛查引进前后的SMR（标准化死亡率）。男性的

表1 米子市不同胃癌检查方法的敏感性比较

计算方法	筛查方法	敏感性(95%可信区间)	
		首次筛查	后续筛查
诊断法	内镜	0.955(0.875~0.991)	0.977(0.919~0.997)
	X线	0.893(0.718~0.977)	0.885(0.664~0.972)
发病率法	内镜	0.886(0.698~0.976)	0.954(0.842~0.994)
	X线	0.831(0.586~0.865)	0.855(0.637~0.970)

〔转载自 Hamashima C, et al. Sensitivity of endoscopic screening for gastric cancer by the incidence method. Int J Cancer 133;653–659, 2013, 部分修改〕

表2 胃癌死亡率降低效果：鸟取·新潟病例对照研究

诊断日前的就诊观察时间	对象数量		内镜筛查组		优势比(95%CI)	X线筛查组		优势比(95%CI)
	病例组	对照组	病例组	对照组		病例组	对照组	
12个月	410	2 292	38(9.3%)	207(9%)	0.964(0.660~1.407)	35(8.5%)	219(9.6%)	0.837(0.565~1.240)
24个月	410	2 292	41(10%)	301(13.1%)	0.702(0.490~1.006)	50(12.2%)	312(13.6%)	0.843(0.601~1.182)
36个月	407	2 275	44(10.8%)	326(14.3%)	0.695(0.489~0.986)	60(14.7%)	363(16%)	0.865(0.631~1.185)
48个月	387	2 167	46(11.9%)	332(15.3%)	0.714(0.507~1.007)	64(16.5%)	398(18.4%)	0.843(0.621~1.146)

〔转载自 Hamashima C, et al. A community–based, case–control study evaluating mortality reduction from gastric cancer by endoscopic srceening in Japan. PLoS One 8; e79088, 2013, 修改一部分〕

引进前胃癌SMR为1.04(95%CI:0.50~1.58)，而引进后变为0.71(95%CI:0.33~1.10)。女性的情况也一样，引进前胃癌SMR为1.54(95%CI:0.71~2.38)，而引进后变为0.62(95%CI:0.19~1.05)。SMR的下降虽可认为是胃镜筛查的效果，但研究对象只有4 261人，而且胃镜筛查就诊者在这之前一直接受胃X线筛查，因此引进后也无法排除胃X线筛查的效果。

新潟市从2008年开始引进了胃镜筛查，并验证其效果[13]。5年的跟踪调查已显示了胃镜筛查的效果。但是早期研究中存在方法论问题，后期修改了研究方法，探讨了胃镜筛查的SMR。其结果是，与新潟市民比较的胃镜筛查就诊组的SMR为0.43(95%CI:0.30~0.57)，与直接X线组的0.68(0.55~0.79)、间接X线组的0.85(95%CI:0.71~0.94)相比，可期待更好的降低死亡率效果[14]。

在癌症筛查中常常使用SMR进行评价研究，但不仅有筛查就诊组的healthy screenee bias，作为比较对照的居民中有患有疾病者，有过度评价

的倾向。因此，对结果的解释应慎重。

先期引进了胃镜筛查的鸟取县米子市报告了胃镜筛查的精度问题(**表1**)[15]。不管是首次还是后续，仅仅是胃镜筛查的敏感度超过了胃X线筛查，但并无显著性差异[15]。

胃镜筛查的病例对照研究

到了2013年，日本和韩国开展了病例对照研究，并相续报告了其结果。日本的研究是在长崎县五岛列岛和鸟取·新潟进行的[16, 17]。

长崎的研究是在前述地区进行的，规模非常小[16]。而鸟取·新潟研究的410例病例，对照组是2 292人，其规模与之前进行的胃X线筛查病例对照研究几乎相同[17]。研究对象是鸟取县的4个市和新潟市。将癌症登记中确认为胃癌死亡的病例，按年龄、性别、居住地整理，以1∶6的比例从病例组中选出在胃癌诊断日无胃癌的健康正常者。通过各地区的就诊者记录名单确认病例组、对照

表3	胃癌死亡率降低效果：韩国病例对照研究			
对象年龄（岁）	胃X线检查		胃镜检查	
	优势比	95%CI	优势比	95%CI
40~44	0.90	0.79~1.03	0.67	0.58~0.78
45~49	0.86	0.75~0.97	0.56	0.48~0.65
50~54	0.81	0.74~0.90	0.44	0.38~0.50
55~59	0.88	0.80~0.96	0.45	0.39~0.52
60~64	0.98	0.91~1.04	0.44	0.40~0.49
65~69	0.93	0.87~0.99	0.53	0.47~0.60
70~74	1.06	1.00~1.13	0.63	0.56~0.72
75~79	1.18	1.07~1.30	0.89	0.72~1.10
80~84	1.29	1.12~1.48	0.83	0.57~1.21
≥85	1.61	1.05~2.48	2.83	0.97~8.21
总数	0.98	0.95~1.01	0.53	0.51~0.56
40~74	0.95	0.92~0.97	0.51	0.49~0.54

〔引自Jun JK, et al. Effectiveness of the Korean National Cancer Secrening Program in Reducing Gastric Cancer Mortality. Gastroenterology 152;1319–1328, e7, 2017〕

组的胃癌检查就诊史。其结果，从胃癌诊断日开始追溯之前3年以内至少做过1次胃镜筛查的优势比（odds ratio）为0.695（95%CI：0.489~0.986），显示出了具有显著意义的胃癌死亡率降低效果（**表2**）[17]。

编写《基于有效性评价的胃癌筛查指南2014年版》时，在韩国进行的研究只有韩语版报告的中间报告[18]。但是韩国癌症中心根据该结果更新了指南[19]。2017年最终结果终于在国际刊物上发表。该研究是基于国家数据库的大规模病例对照研究，探讨了54 418组。至少接受过一次胃镜筛查时，确认胃癌死亡率降低效果达到47%（优势比0.53，95%CI：0.51~0.56，**表3**）[20]。同样，接受过至少一次胃镜筛查时，总死亡率也降低了（优势比0.61，95%CI：0.58~0.63）。

由于判断日韩的病例对照研究比截止目前进行过的队列研究可信度高，因此最终在《基于有效性评价的胃癌筛查指南2014年版》[21]中，胃镜筛查获得群体性筛查推荐。

指南公布后的研究

指南公布后，出现了关于日本的队列研究、中国的病例对照研究的报告。中国的病例对照研究通过4年之内做的检查，确认了32%的胃癌死亡率降低效果（优势比0.68，95%CI：0.54~0.97）[22]。另外，米子市的6年跟踪调查中，与胃X线筛查就诊组相比，胃镜筛查就诊组的胃癌死亡率降低效果达到68%（相对风险0.327，95%CI：0.118~0.908）[23]。

结语

日中韩三国的研究都证实了胃镜筛查可以降低胃癌死亡率。但这些都是观察性研究，需要今后积累更多的研究结果。

参考文献

[1] 厚生労働省. がん予防重点健康教育及びがん検診実施のための指針. 平成20年3月31日付け健発第0331058号厚生労働省健康局長通知別添, 2016

[2] 「がん検診の適切な方法とその評価法の確立に関する研究」班（主任研究者 祖父江友孝). 有効性評価に基づく胃がん検診ガイドライン. 平成17年度厚生労働省がん研究助成金, 2006

[3] Pepe MS, Etzioni R, Feng Z, et al. Phases of biomarker development for early detection of cancer. J Natl Cancer Inst 93:1054-1061, 2001

[4] Riecken B, Pfeiffer R, Ma JL, et al. No impact of repeated endoscopic screens on gastric cancer mortality in a prospectively followed Chinese population at high risk. Prev Med 34:22-28, 2002

[5] 細川治, 服部昌和, 武田孝之, 他. 胃がん拾い上げにおける内視鏡検査の精度. 日消集検誌 42:33-39, 2004

[6] Tashiro A, Sano M, Kinameri K, et al. Comparing mass screening techniques for gastric cancer in Japan. World J Gastroenterol 12:4873-4874, 2006

[7] 謝花典子, 濱島ちさと, 西田道弘, 他. 胃内視鏡検診の現状と有効性評価に向けた取り組み. 日がん検診断会誌 17:229-235, 2010

[8] Kim Y, Jun JK, Choi KS, et al. Overview of the national cancer screening programme and the cancer screening status in Korea. Asian Pac J Cancer Prev 12:725-730, 2011

[9] Hosokawa O, Miyanaga T, Kaizaki Y, et al. Decreased death from gastric cancer by endoscopic screening:association with a population-based cancer registry. Scand J Gastroenterol 43:1112-1115, 2008

[10] 細川治, 服部昌和, 武田孝之. 繰り返し内視鏡検査による胃がん死亡率減少効果. 日消がん検診誌 46:14-19, 2008

[11] 細川治, 新保卓郎, 松田一夫, 他. 任意型内視鏡検診での胃がん死亡率減少効果. 日消がん検診誌 49:401-407, 2011

[12] Matsumoto S, Yamasaki K, Tsuji K, et al. Results of mass endoscopic examination for gastric cancer in Kamigoto Hospital, Nagasaki Prefecture. World J Gastroenterol 13:4316-4320, 2007

[13] 小越和栄, 成澤林太郎, 加藤俊幸, 他. 新潟市住民に対する胃がん内視鏡検診. ENDOSC FORUM digest dis 26:5-16, 2010

[14] Hamashima C, Ogoshi K, Narisawa R, et al. Impact of endoscopic screening on mortality reduction from gastric cancer. World J Gastroenterol 21:2460-2466, 2015

[15] Hamashima C, Okamoto M, Shabana M, et al. Sensitivity of endoscopic screening for gastric cancer by the incidence method. Int J Cancer 133:653-659, 2013

[16] Matsumoto S, Yoshida Y. Efficacy of endoscopic screening in an isolated island:a case-control study. Indian J Gastroenterol 33:46-49, 2014

[17] Hamashima C, Ogoshi K, Okamoto M, et al. A community-based, case-control study evaluating mortality reduction from gastric cancer by endoscopic screening in Japan. PLoS One 8:e79088, 2013

[18] Cho B. Evaluation of the validity of current national health screening programs and plans to improve the system. Seoul University, Seoul, pp741-758, 2013

[19] Park HA, Nam SY, Kim SG, et al. The Korean guideline for gastric cancer screening. J Korean Med Assoc 58:373-384, 2015

[20] Jun JK, Choi KS, Lee HY, et al. Effectiveness of the Korean National Cancer Screening Program in Reducing Gastric Cancer Mortality. Gastroenterology 152:1319-1328, e7, 2017

[21] 国立がん研究センターがん予防・検診研究センター. 有効性評価に基づく胃がん検診ガイドライン2014年度版. 2015

[22] Chen Q, Yu L, Hao CQ, et al. Effectiveness of endoscopic gastric cancer screening in a rural area of Linzhou, China:results from a case-control study. Cancer Med 5:2615-2622, 2016

[23] Hamashima C, Shabana M, Okada K, et al. Mortality reduction from gastric cancer by endoscopic and radiographic screening. Cancer Sci 106:1744-1749, 2015

Summary

Studies on Endoscopic Screening for Gastric Cancer in the Japanese Guidelines for Gastric Cancer Screening 2014

Chisato Hamashima[1]

Based on the recommendations provided by the revised guidelines, the Japanese government approved the use of endoscopic screening for gastric cancer as a population-based screening method in 2016. Previous guidelines contained limited evidence regarding the efficacy of endoscopic screening in reducing gastric cancer mortality ; therefore, endoscopic screening was not recommended. Evaluation studies accumulated after the previous guidelines were published. In addition, the results of case-control studies conducted in Korea and Japan were published. Based on the findings reported by these studies, the new guidelines recommended endoscopic screening as a population-based screening method. However, evidence supporting endoscopic screening for gastric cancer has been obtained from observational studies ; therefore, further studies are warranted.

[1] Division of Cancer Screening Assessment and Management, Center for Public Health Science, National Cancer Center, Tokyo

笔记

群体性胃镜筛查的费效比

后藤 励[1]

摘要●群体性筛查的费效比分析是卫生技术评价的内容之一, 其目的是从讲效率的角度为制定政策提供有用信息。在最近的胃镜筛查费效比研究方面, 效果指标已经统一了, 而考虑到的费用范围却随着不同的研究存在相当大的差异。在开展有助于决策的费效比研究时, 必需理解筛查这一医疗技术的特点, 进行分析时综合考虑事业整体运营费用、对就诊者时间成本的影响、就诊率对费用的影响。为此, 有必要构建可以照顾地区特点的, 对主办方制定政策方案有帮助的医疗经济模型。

关键词 费效比 卫生技术评价 QALY 引进成本 时间成本

[1] 庆应义塾大学大学院经营管理研究科 〒223-8526横滨市港北区日吉4丁目1-1
E-mail : reigoto@kbs.keio.ac.jp

前言

在群体性胃镜筛查这种用公费开展的保健项目中, 不仅要考虑降低死亡率等医学依据, 还要考虑费效比, 这一点从有效利用公共资金的视角受到关注[1]。

费效比研究和政策流程中的医疗技术评价

平成30(2018)年度修订医药费标准时, 对于几种药剂和保险医疗器材的价格, 尝试考虑费效比。在国外, 从医疗经济学角度分析包括QOL(quality of life)在内的改善效果是否与费用相符, 其结果广泛运用于公费医疗的偿还与否及定价等政策的制定中, 称之为卫生技术评价(health technology assessment ; HTA)。

实际操作中, HTA分为3个流程(**图1**)。HTA的目的是为政策性决策提供信息, 并不仅仅停留在费效比的科学分析上。HTA从对该技术的费效比分析阶段开始。其分析方法, 包括日本在内的各个国家也都写进了指南[2], 在一定程度上已经做到了统一规范。下一步是评价(appraisal)阶段, 医疗技术的价值中包含一些不好评价的内容。QOL方面, 通过长期的学术研讨已确立了相关评价方法, 在分析阶段考虑运用。但是, 对于公平性(将哪些人群放在优先位置?)及伦理性等, 研究团队也没有确立标准的方法, 在分析阶段还进行不了定量评价。因此, 大多数情况下会用别的方法评价费效比。

当然, 有关分析方法论的问题并没有全部解

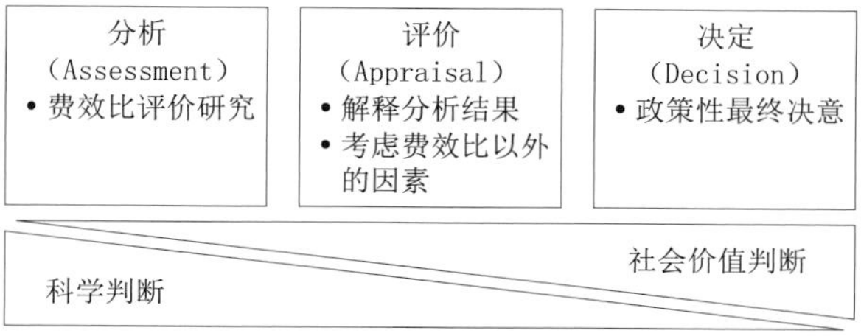

图1　卫生技术评价(HTA)的3个流程

决,还存在医疗技术所特有的问题。比如感染症,除了接受治疗的患者本人外,也应该评价整个社会的预防感染效果。又比如外科手术,要考虑因不同施术者而产生的效果波动及技术的学习掌握阶段(学习曲线)也很重要。这些是有关费效比效果的事项。另外,在费用方面存在的问题是,是否正确考虑了提供服务所需的费用。癌症筛查等预防医疗中,很多情况下会在实施项目本身及扩大范围上产生费用。而且还包括精度管理所必需的费用等。如果不考虑这种实施成本(cost of implementation),可能会造成费效比容易被过大评价的后果,就算在费效比上通过了政策被推荐了,实际上也无法推广[3]。

那么,最近在群体性胃镜筛查的费效比研究中会考虑哪些成本及效果呢?

胃镜筛查费效比研究案例

最近的研究结果如表1所示。所有的研究都是通过长期的胃癌自然病程及筛查介入,由多项临床研究进行的模型化的经济评价。国外的研究是将完全没有进行筛查的人群作为比较对照组,筛查方法也是各式各样[4-6]。日本的研究是比较内镜筛查与ABC筛查[7]。因此,如果政策性课题是比较胃X线筛查和内镜筛查,也许从之前先进行的研究中可能无法获得政策决策所必需的信息。如果用X线筛查完全替换内镜筛查,与未做筛查病例进行比较,在国外的研究中是对筛查间隔、对象年龄、胃癌的患病率等进行敏感性分析,因此可能对日本的政策制定也有一定的参考价

值。

4个前人研究都用QALY(quality-adjusted life years,质量调整寿命年)统一了效果指标。一方面,在费用问题上,不同的研究考虑的范围存在相当大的差异。Wu等[4](2016),在对费用的特别说明中考虑到实施筛查事业时的运营费用及检查对象转运费等大范围的,认为根据检查以外费用所需程度,费效比会不同。在日本,检查的直接费用也是以健康保险中的诊疗费为基准。一方面,如果是群体性筛查,需要花费精度管理及与就诊者和精检对象联络及名单管理等共同费用。如果随着筛查的方法·对象·间隔,共同费用发生变化,必须准确了解。

而且,Yeh等[5](2016)和Areia等[6](2018)还考虑了筛查就诊及癌症治疗所带来的时间成本。如果对筛查供给体制进行集约化,也许能够节省前面提到的共同费用,但就诊者的时间成本可能会增多,人口密度低的地区这种趋势会更明显吧。就算将因医疗部门集约化而减少的费用分摊到就诊者方面,从整体上来看成本并没有变化。这样,对于像群体性筛查这种公共事业,必须在尽可能广的范围中考虑成本问题。

而且,分析癌症筛查的费效比时,考虑就诊率的影响也很重要。有时就诊率上升而超过了现有的处理能力时,需要大量的投资。尤其是有关人力的投资,由于不同地区的工资水平不同,费用也许会超出预算。

表1 胃癌内镜筛查的费效比研究

作者(年)	国家	对象	评价技术	对照技术	效果指标	有关成本的特别事项	其他
Wu 等[4] (2016)	新加坡	50~69岁的居民	①监视(仅在第一次是内镜筛查→如有萎缩性胃炎等,对每年做内镜筛查进行跟踪) ②隔年做内镜筛查	无筛查	QALY	◦检查费用包括项目的初期费用、信息管理费、车马费等共同费用	◦根据检查费用·共同费用在总额中所占比例,费效比发生变化
Yeh 等[5] (2016)	美国	20岁以上的男性居民	全部在50岁时 ①只做1次胃蛋白酶原检查→呈阳性时再做内镜筛查 ②只做1次内镜 ③只做1次H.pylori检查→呈阳性时做除菌	无筛查	QALY	◦用薪酬数据评价就诊者和癌患者因缺勤及出行造成的时间成本	
Areia 等[6] (2018)	葡萄牙	50~75岁的居民	①每5年做1次内镜筛查 ②每5年或10年1次的大肠癌筛查中呈阳性时做内镜(上部)筛查 ③每2年做1次胃蛋白酶原检查→呈阳性时做内镜筛查	无筛查	QALY	◦群体性筛查已在乳腺癌、头颈癌、大肠癌中开展,因此假设可以忽略引进所需的追加费用 ◦用薪酬数据评价就诊者及癌患者因缺勤和出行带来的时间成本。但是,不考虑早期死亡造成的生产力变化因素	◦假设筛查就诊率及精检就诊率为100%
Saito 等[7] (2017)	日本	50岁未接受过H.pylori除菌的居民	ABC筛查	每年的内镜筛查	QALY	◦也考虑与胃癌无关的医疗费	◦假设高危人群内镜就诊率为60% ◦在基本病例中,ABC筛查效果更好、价格更低

QALY：quality-adjusted life years.

结语

要想对作为群体性筛查主管机构的市町村的决策有所帮助,仅仅原封不动地使用之前的费效比研究的数据是不够的。进行分析时必须了解筛查这一医疗技术的特点,根据本地区现状,充分考虑事业的整体运营成本、对就诊者时间成本的影响、就诊率对费用的影响。让市町村从头开始进行这种分析是不现实的,必须构建能够考虑地区特点的,有助于制定政策的医疗经济模型。

参考文献

[1] 菅野匡彦.「地方行政における費用対効果評価の活用」がん検診の場合　予算獲得競争の現場から.保健医療科　62:617-624, 2013

[2] 福田敬,白岩健,池田俊,他.医療経済評価研究における分析手法に関するガイドライン.保健医療科　62:625-640, 2013

[3] Faria R, Walker S, Whyte S, et al. How to invest in getting cost-effective technologies into practice? A framework for value of implementation analysis applied to novel oral anticoagulants. Med Decis Making 37:148-161, 2017

[4] Wu JT, Zhou J, Naidoo N, et al. Determining the cost-effectiveness of endoscopic surveillance for gastric cancer in patients with precancerous lesions. Asia Pac J Clin Oncol 12:359-368, 2016

[5] Yeh JM, Hur C, Ward Z, et al. Gastric adenocarcinoma screening and prevention in the era of new biomarker and endoscopic technologies:a cost-effectiveness analysis. Gut 65:563-574, 2016

[6] Areia M, Spaander MC, Kuipers EJ, et al. Endoscopic screening for gastric cancer:A cost-utility analysis for countries with an intermediate gastric cancer risk. United European Gastroenterol J 6:192-202, 2018

[7] Saito S, Azumi M, Muneoka Y, et al. Cost-effectiveness of combined serum anti-Helicobacter pylori IgG antibody and serum pepsinogen concentrations for screening for gastric cancer risk in Japan. Eur J Health Econ 2017:1-11

Summary

Cost-effectiveness of Organized Endoscopic Screening Program for Gastric Cancer

Rei Goto[1]

Cost-effectiveness analysis of organized cancer screening forms a part of the health technology assessment. These programs aim to provide useful information for policy decision-making in terms of efficiency. Outcome measures were unified in recent researches. However, the cost ranges considered in the analyses were diverse. For the application of cost-effective analysis for policy decision-making, the cost of the entire program, the time and expense incurred on the participants, and the impact of the participation rate should be considered based on a deeper understanding of the technological features of a particular screening method. The construction of health-economic models that consider the regional characteristics is essential to provide useful information to policy makers.

[1] Graduate School of Business Administration, Keio University, Yokohama, Japan

编后语

長浜 隆司 千叶德洲会病院消化内科

《基于有效性评价的胃癌筛查指南2014年度版》中胃镜筛查作为群体性筛查获得了推荐，以政令指定城市及骨干城市为中心引进内镜筛查的自治体正在快速增多。在这种背景下，此次为了明确胃镜筛查的现状与存在问题，赤松、入口、长浜等3位策划了本专辑。

导言由入口概述了日本的胃癌检查历史及现状，并阐述了今后展望。

在专题部分，首先由细川等执笔综述了群体性胃内镜筛查的现状与任务。指出推荐了胃镜筛查的指南中既没有出示随机对照研究的证据也没有出示科学依据，说明日本的癌症筛查没有达到国际水平。而且，他认为，*Helicobacter pylori（H. pylori）*感染者在减少，将来胃癌筛查有可能不能成为癌症对策，但是在现阶段胃癌高风险人群仍存在，必须实施高精度的胃镜筛查。

涉谷等介绍了群体性胃镜筛查的精度管理和安全对策。文中阐述了统管胃镜筛查全部运营业务的胃镜筛查运营委员会（暂称）及其下级组织读片委员会的作用的重要性。尤其是在精度管理方面，专科医生的复核很重要，它可以减少假阴性率、活检率，不仅减少了精密检查率，与偶发症状的减少也有关。另外，在感染控制方面，还阐述了内镜仪器的清洗消毒现状及偶发症状的实情、对策。

群体性胃镜筛查的现状方面，此次由幸田等、羽柴等介绍了先行一步的浜松市、金沢市的现状。幸田等报告了浜松市的内镜筛查现状。特别要指出的是，通过远程筛查数字化系统来运营，虽然需要投入启动费用、维持费用，但可以使筛查运营很顺利。而且，有EAG（endoscopic atrophic gastritis）和*H. pylori*除菌史的癌症发现率高，将这些作为风险因素将来有必要进行风险集约。羽柴等根据从2008年开始开展先进的胃镜筛查的金沢市的10年实践成果，报告了方法、现状、技巧、存在问题。精度管理方面，在被称为金沢市医师会方式的"二次读片+鉴别判断方式"方面取得了成果，今后必须通过引进运用ICT（information and communication technology）的新的筛查系统和风险筛查，确定合理的筛查间隔。

观察拍摄法方面，赤松等和外山等各自介绍了经口内镜和经鼻内镜的观察拍摄方法。虽然所有的观察顺序都有不同之处，但重要的是在基本上适合观察的条件（清除黏液、适当的气体量、去除镜头模糊不清、适当的光线）下进行观察，拍摄时用客观的而且有限的适当的拍片数量涵盖胃内全部区域。另外，入口等通过详细分析了在自己的设施进行的筛查·胃部内镜观察37枚法中漏检的病例，介绍了观察·拍摄技巧。

专题研究方面，滨岛概述了作为《基于有效性评价的胃癌筛查指南》基础的日中韩临床研究。通过这项研究虽然得到了胃镜筛查具有胃癌死亡率降低效果的结论，但都是观察性研究，需要进一步研究。如细川等在专题部分所述，为了实施符合国际标准的癌症筛查，今后必须开展由国家层面主持的随机对照研究。

在笔记部分，后藤介绍了群体性胃镜筛查的费效比。用公共资金实施的群体性筛查，不仅要考虑医学证据，还需要考虑费效比，构建有助于制定可照顾地方特性的政策方案的卫生经济学模型。

在本期，通过专家们的撰文和座谈会，明确了胃镜筛查现状、任务。如对胃镜筛查相关的自治体、医师会、医生们有所帮助，将甚感欣慰。

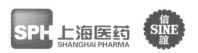

培菲康®
双歧杆菌三联活菌胶囊

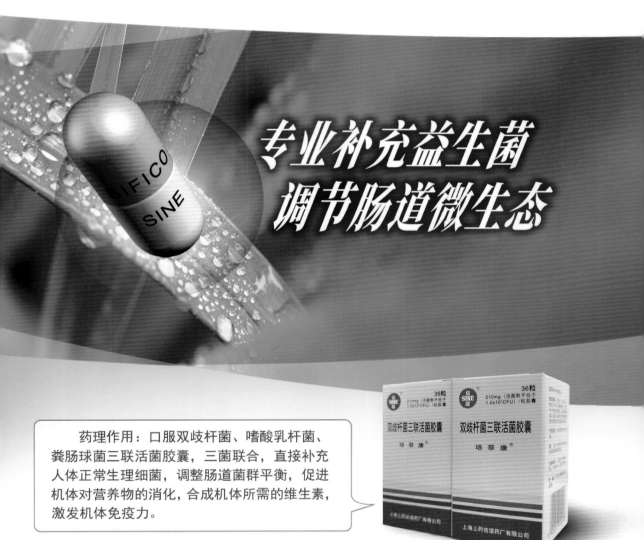

专业补充益生菌
调节肠道微生态

药理作用：口服双歧杆菌、嗜酸乳杆菌、粪肠球菌三联活菌胶囊，三菌联合，直接补充人体正常生理细菌，调整肠道菌群平衡，促进机体对营养物的消化，合成机体所需的维生素，激发机体免疫力。

主治因肠道菌群失调引起的急慢性腹泻、便秘，也可用于治疗中型急性腹泻，慢性腹泻及消化不良、腹胀，以及辅助治疗因肠道菌群失调引起的内毒素血症。

禁　　忌：未进行该项实验且无可靠的参考文献。
不良反应：未发现明显不良反应。

上海上药信谊药厂有限公司

地址：中国(上海)自由贸易试验区新金桥路905号　邮编：201206　电话：021-58995818　国药准字S10950032　沪药广审(文)第250425-10251号　本广告仅供医学、药学专业人士阅读

广告

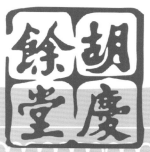

餘胡
堂慶

创始于1874年

国药准字Z20090697

胡
餘慶
堂

胃复春胶囊

WEI FU CHUN
JIAONANG

60 粒装

杭州胡庆余堂药业有限公司

健脾益气活血解毒

用于治疗胃癌癌前期病变的中成药

胃复春胶囊

【成　　分】红参、香茶菜、枳壳(炒)

【功能主治】健脾益气，活血解毒。用于治疗胃癌癌前期病变、胃癌手术后辅助治疗、慢性浅表性胃炎属脾胃虚弱证者。

【规　　格】每粒装0.35g。

【用法用量】口服。一次4粒，一日3次。

【包　　装】口服固体药用高密度聚乙烯瓶。60粒/瓶，1瓶/盒。

【批准文号】国药准字Z20090697

【不良反应】详见说明书。

【禁　　忌】禁止与含藜芦药物同服。

企业名称：杭州胡庆余堂药业有限公司　　邮政编码：311100
生产地址：杭州余杭经济技术开发区新洲路70号　电话号码：0571-86992277（总机）
传真号码：0571-86993828　　　网　　址：http://www.hqyt.com
注册地址：杭州余杭经济技术开发区新洲路70号

国药准字Z33020174
浙药广审（文）第250401-00420号

养胃颗粒
YANGWEI KELI

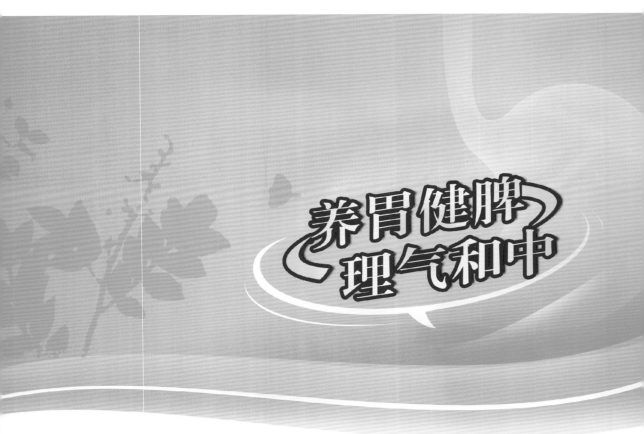

养胃健脾
理气和中

▶ 用于

· 脾虚气滞所致的胃痛，症见胃脘不舒　　· 胀满疼痛

· 嗳气食少　　· 慢性萎缩性胃炎见上述证候者。

【成分】炙黄芪、党参、陈皮、香附、白芍、山药、乌梅、甘草。

【禁忌】本品不宜与含有藜芦、海藻、京大戟、红大戟、甘遂、芫花成分的中成药同用。

【不良反应】应用本品时可能出现腹泻、恶心、呕吐、腹痛、皮疹、瘙痒等不良反应。

请按药品说明书或者在药师指导下购买和使用

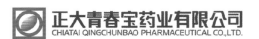

正大青春宝药业有限公司
CHIATAI QINGCHUNBAO PHARMACEUTICAL CO.,LTD.